L'HYSTÉRIE MALE

DANS LE SERVICE DE M. LE PROFESSEUR PITRES

A L'HOPITAL SAINT-ANDRÉ DE BORDEAUX

PAR

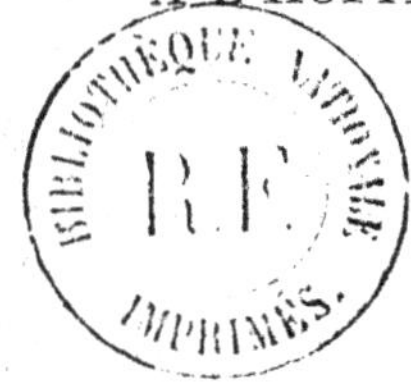

Le Dᴿ ÉMILE BITOT

Ancien interne des hôpitaux de Bordeaux,
Lauréat *(ter)* des hôpitaux (Médaille de bronze, 1885 ; Médaille d'argent, 1887 ; Prix Delord, 1889) ;
Secrétaire et lauréat *(bis)* de la Société d'Anatomie et de Physiologie de Bordeaux
(Médaille de bronze, 1888 ; Prix de la Société, 1889).

* * *

PARIS

OCTAVE DOIN, LIBRAIRE-ÉDITEUR

8 — place de l'Odéon, — 8

—

1890

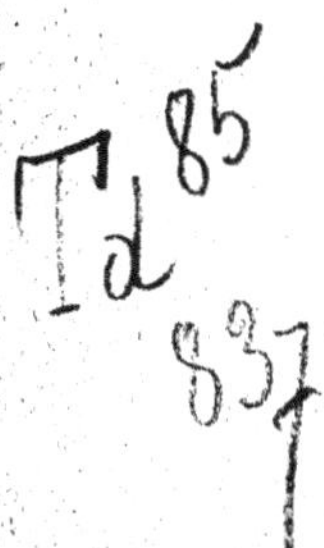

L'HYSTÉRIE MALE

INTRODUCTION

L'hystérie mâle, si magistralement étudiée dans ces dernières années par M. Charcot à la Salpêtrière, est loin d'être une maladie rare, ne se développant que dans le milieu parisien et ne s'observant couramment que dans les services spéciaux. Quand on sait la reconnaître sous les masques divers qu'elle peut revêtir, on en rencontre de nombreux exemples dans la clientèle et dans les salles des hôpitaux ordinaires, aussi bien en province qu'à Paris. Sa fréquence est même très grande.

M. P. Marie, chargé de la consultation du Bureau central des hôpitaux de Paris pendant le mois de mai 1889, a publié un relevé statistique duquel il résulte que sur 525 hommes qui se sont présentés à son examen, il y avait 28 hystériques, soit plus de 5 0/0 du nombre total des malades (¹).

En ce qui nous concerne, pendant le cours des quatre années que nous avons passées en qualité d'externe ou d'interne dans le service de M. le professeur Pitres à l'hôpital Saint-André de Bordeaux, nous avons observé 22 cas d'hystérie chez l'homme dans une salle de clinique générale de 38 lits. Encore devons-nous dire que nous ne tenons compte

(¹) *Progrès médical*, 27 juillet 1889.

que des cas précis, dont le diagnostic nous a paru indubitable, et que nous laissons volontairement de côté un bon nombre de faits appartenant très vraisemblablement à l'hystérie masculine, mais sur la nature desquels il serait possible d'élever quelques doutes.

Les 22 observations qui servent de base à notre travail peuvent être divisées en deux groupes comprenant : le premier, 11 cas de paralysies hystériques (monoplégies, hémiplégies, paraplégie); le second, 11 cas d'accidents spasmodiques variés (tremblements, spasmes rythmiques, chorée saltatoire, bégaiement, etc.).

En entreprenant ce travail, notre but n'a pas été de faire une histoire complète ou une revue de l'hystérie masculine, de nombreux auteurs l'ayant déjà fait.

Apporter des faits nouveaux bien précis et bien étudiés, les analyser dans leurs détails les plus intimes au point de vue spécial auquel nous nous plaçons, voir s'ils concordent avec les règles établies, tel est ce qui nous a paru préférable. C'est donc un travail d'observations.

Aussi, après avoir indiqué sommairement les symptômes particuliers de nos deux groupes, nous bornerons-nous à analyser chaque observation, et établirons-nous à la fin les considérations et les conclusions générales qui nous paraissent ressortir de leur étude.

Notre cher et savant maître, M. le professeur Pitres, a déjà su nous faire profiter des côtés les plus intéressants que présentaient bon nombre de nos malades dans le cours de notre internat. Il a eu en effet la bonté de nous associer à l'étude des tremblements hystériques dont les premières données cliniques sont sorties de son laboratoire.

Initié par lui à l'étude des affections nerveuses en général, nous nous estimons heureux de pouvoir nous dire son disciple et de lui adresser ici, avec tous nos remerciements pour sa constante sollicitude à notre égard, l'expression de notre inaltérable reconnaissance.

CHAPITRE I

Des Paralysies hystériques en général.

(HISTORIQUE — MONOPLÉGIES — HÉMIPLÉGIES — PARAPLÉGIE.)

Les cas de paralysies hystériques datent déjà de bien longtemps. On en trouve dans le *Deuxième livre des épidémies d'Hippocrate* [1], où il est fait mention d'une jeune fille paralysée des deux membres supérieurs à la suite de la disparition des règles, sans modification du côté de l'intelligence et de la face.

Plusieurs siècles se sont écoulés ensuite sans qu'on s'y soit attaché, et il faut arriver aux convulsionnaires de Saint-Médard pour retrouver quelques faits de ce genre.

Brodie [2], en 1837, dans un recueil d'observations, attira l'attention sur les erreurs de diagnostic possibles entre les paraplégies purement fonctionnelles et celles d'origine centrale. Mais, sans beaucoup de ressources scientifiques, cet auteur ne pouvait point indiquer les caractères des uns et des autres. Aussi se borna-t-il à mentionner le fait sans éclairer la question.

Dans la suite, les observations devinrent de plus en plus abondantes, et tour à tour on vit arriver les travaux de Piorry [3], Macario [4], Gendrin [5], Landouzy [6], Sandras [7], Beau [8], etc.,

[1] Hippocrate. *Œuvres complètes*, traduction Littré.
[2] Brodie. *Lectures illustr. of certain local nervous affections.* London.
[3] Piorry. *Mémoires sur la nature et le traitement de plusieurs névroses (Clinique médicale*, 1835.)
[4] Macario. *De la paralysie hystérique (Ann. méd. psychol.*, 1844).
[5] Gendrin. *Leçons sur l'hystérie.*
[6] Landouzy. *Traité complet de l'hystérie.*
[7] Sandras. *Traité des maladies nerveuses.*
[8] Beau. *Recherches cliniques sur l'anesthésie (Arch. de médecine).*

qui essaient de résoudre le problème indiqué par Brodie et établissent la part des troubles sensitifs, sur lesquels aucun auteur n'avait insisté auparavant. C'était déjà un grand pas de fait.

L'école anglaise, représentée par Leacoch [1] et Todd [2], se mit à l'œuvre et prit sa part de développement. Elle s'attacha surtout à rechercher les symptômes qui accompagnent les paralysies hystériques, non seulement du côté de la sensibilité, mais encore du côté des autres appareils. C'était déjà comme une esquisse des stigmates.

D'après les auteurs anglais, la paralysie n'existe jamais à l'état isolé chez les hystériques; on trouve toujours avec elle une autre manifestation de même ordre. Les plus fréquentes sont des céphalalgies, des troubles pelviens, des contractures, des vomissements, des éternuements, de la toux, etc., etc. Un de ces troubles permettait donc, en sus des troubles sensitifs, de déceler la nature d'une paralysie. En somme, c'était là un acheminement vers les données que nous possédons à l'heure actuelle.

Jusque alors les efforts s'étaient dirigés sur l'hystérie féminine, et bien qu'il y eût quelques observations touchant l'homme, il n'en est pas moins vrai que c'est surtout depuis quinze ans que, soit à l'étranger, soit en France, on a constitué presque de toutes pièces la question de l'hystérie masculine.

En 1859 déjà, Briquet [3] avait admis la possibilité de l'hystérie chez l'homme, mais c'est à dater de 1880 que l'étude en a été poussée avec activité.

En Amérique, Putnam [4], Walton [5], Weir Mitchell [6]; en Angle-

[1] Leacoch. *A treatise on the nervous diseases of woman*. London.

[2] Todd. *Clinical lectures*. London, 1861.

[3] Briquet. *Traité de l'hystérie*, 1859.

[4] Putnam. *Am. Journal of neurology*, 1884, p. 507.

[5] Walton. *Arch. of med.*, 1883, t. X.

[6] Weir Mitchell. *Lectures on diseases of the nervous system especially on woman*. Philadelphie, 1885.

terre, Herbert Page [1] ; en Allemagne, Thomsen et Oppenheim [2] étudient tout particulièrement les paralysies consécutives aux traumatismes et celles produites par des accidents de chemins de fer. Frend [3], Dreschfeld [4] citent ensuite plusieurs observations bien nettes d'hystérie mâle, et en Hollande, Janssen [5] publie des cas observés dans l'armée.

Si l'étranger a fourni des faits nouveaux, en supposant plutôt qu'en affirmant leur nature, l'école française peut revendiquer pour elle le mérite de les avoir analysés, de les avoir classés et d'avoir montré l'identité des accidents nerveux causés par les chocs, les accidents de chemins de fer, les émotions, etc. C'est à Charcot, en somme, que revient l'honneur d'avoir fixé les règles bien précises sur les manifestations hystériques de tout ordre.

Les paralysies, en particulier, ne sont bien connues que depuis ses *Leçons sur les maladies du système nerveux* [6], où plusieurs cas de monoplégie brachiale, d'hémiplégie et de paraplégie sont étudiés à fond, tant au point de vue moteur que sensitif.

C'est de la Salpêtrière que sont sortis les plus nombreux travaux ayant chacun touché à un côté de la question, dont les principaux sont ceux de Babinsky, P. Marie, Gilles de la Tourette, Guinon, etc.

A côté de ceux-là, on en trouve bien d'autres inspirés par plusieurs maîtres de Paris, parmi lesquels nous ne pouvons passer sous silence la thèse de Klein, inspirée par M. Ollivier; celles de Quinqueton, Batault, Berbès, Michaut, etc., et les importantes publications de Debove, Raymond, Dreyfous, Pitres, Grasset, etc. [7].

---

[1] H. Page. *Injuries of the spine and spinal cord without appearent mechanical lesion, and nervous shock.* London, 1885.

[2] *Arch. Westphall.*, Bd XV, Heft 2 et 3.

[3] *Wiener. Med. Blätter*, 1886, 31-33.

[4] *Med. Chronicle*, 1886, V, 3.

[5] *Nederl. Week blaq voor geneeskunde*, 1887, nº 13.

[6] Charcot. *Leçons sur les maladies du système nerveux*, t. III.

[7] Les travaux de ces différents auteurs que nous avons consultés sont indiqués dans la bibliographie qui se trouve à la fin de notre thèse.

Les *paralysies hystériques* appartiennent aux deux sexes.

Elles se manifestent soit spontanément, soit à la suite d'émotions, d'intoxications ou de traumatismes.

Elles envahissent soit un seul ou plusieurs membres, en revêtant la forme de monoplégie brachiale, de paraplégie, d'hémiplégie ou de pseudo-paralysie de la face.

Quelle que soit la partie envahie, on peut dire que les paralysies fonctionnelles revêtent toutes le même masque : ou bien les paralysies sont flasques, ou bien elles se présentent avec de la contracture.

Quand c'est une *monoplégie brachiale* flasque, le membre est dans la résolution complète. Il pend inerte, et si on le soulève, il retombe lourdement. Le malade est obligé d'en appeler au congénère opposé pour changer de place le membre paralysé. Le sens musculaire est le plus souvent altéré. La sensibilité cutanée est ordinairement abolie sur tout le membre y compris l'épaule et s'arrête à une ligne longeant le bord interne de l'omoplate en arrière et se dirigeant ensuite vers le creux de l'aisselle pour remonter sur le grand pectoral et rejoindre le bord axillaire de l'omoplate. Cette ligne de démarcation est nette et ne forme généralement pas d'échancrures. L'anesthésie peut être remplacée par l'analgésie; mais l'une ou l'autre sont le plus souvent superficielles et profondes. Dans certains cas, les troubles de la sensibilité occupent la moitié du corps. Les réflexes ne subissent guère de modifications, et ce n'est que dans un temps indéterminé que peuvent se rencontrer quelques troubles trophiques légers, du côté de la peau et des muscles, Mais quand ils éclatent, ils ne prennent jamais de proportions dangereuses. Ainsi l'atrophie musculaire ne se manifeste jamais par des réactions de dégénérescence et ne dépasse pas une certaine limite. Tels sont les caractères spéciaux à la monoplégie, et qui permettent de la diagnostiquer assez facilement quand on la trouve accompagnée des stigmates dont nous parlerons.

L'*hémiplégie hystérique* n'est pas souvent aussi facile à distinguer de l'hémiplégie tenant à des lésions centrales, car elles ont parfois des caractères communs. Sa description et son étude sont de date plus récente que celles des monoplégies.

Tood [1], Weir Mitchell [2], Hasse [3], Althaus [4] ont rapporté des observations d'hémiplégie hystérique. Pour eux, il existait un signe pathognomonique, c'est l'intégrité absolue de la face.

Charcot est venu démontrer le peu de justesse de cette assertion. La face sans doute n'est pas paralysée, mais elle subit souvent des modifications. Les traits du visage et la langue sont dans un état de contracture plus ou moins prononcé qui, attirant la moitié de la face, donne au côté opposé un semblant de paralysie. C'est ce syndrome que Charcot a désigné sous le nom d'*hémispasme glosso-labié*.

Ces tendances à la contracture du côté du visage auraient été entrevues par Brodie sur un sujet non hémiplégique. Il s'agissait d'une dame chez laquelle il constata des mouvements *spasmodiques* de la face avec déviation des traits due *à l'état spasmodique des muscles du même côté*.

L'hémispasme glosso-labié est caractérisé par de la déviation de la bouche due à de la contracture; la langue, déviée en crochet, ne peut être que difficilement projetée en dehors de la bouche. Son raphé décrit une courbe à concavité tournée du côté de la contracture. Le côté opposé de la face est entièrement libre et jouit de toutes ses propriétés.

Cet hémispasme, qui a été l'objet de nombreuses publications de Charcot [5] et d'un travail de Brissaud et P. Marie [6], basé sur les

<hr>

(1) Tood. *Clinical Lectures*. London, 1861.

(2) Weir Mitchell. *Lectures on diseases of the nervous system especially on woman*. Philadelphie, 1885.

(3) Hasse. *Handbuch der Path.*, etc. Erlangen, 1869.

(4) Althaus. *Diseases of the nervous system*. London, 1877.

(5) Charcot, *Semaine médicale*, 1887, p. 37, etc. — *Leçons du mardi*, 1888, p. 489, 288 et 586.

(6) E. Brissaud et P. Marie. *Progrès méd.*, 1887, nos 5 et 7.

règles fournies par leur illustre maître, est un fait acquis actuellement et donne l'explication des cas de paralysie faciale dans l'hémiplégie hystérique.

Lumbroso (¹) a cité des cas de ce genre, mais les malades ne
paraissent pas avoir été surveillés d'assez près pour qu'on ne mette
pas en doute la paralysie vraie à laquelle leur auteur accorde tant
de crédit.

A ce propos, Charcot, dans ses *Leçons du mardi* (*loc. cit.*, p. 299),
après avoir parlé de l'hémispasme, ne manque pas d'ajouter : « Tant
» qu'on ne m'aura pas démontré que les prétendues paralysies
» faciales des hystériques ne sont pas des hémispasmes, je persisterai
» dans ma négation, prêt à me rendre toutefois pour le cas où la
» paralysie faciale, dont, pour le moment, je conteste l'existence dans
» l'hystérie, deviendrait bien et dûment démontrée. »

D'après cela il est bien évident qu'il faut accorder une importance capitale à l'hémispasme glosso-labié et qu'il doit servir de
critérium quand on le trouvera chez un hémiplégique. Néanmoins le
spasme s'étend parfois à toute la face ; nous avons eu l'occasion de
le constater chez une hystérique hémiplégique dont nous avons
recueilli l'observation et sur laquelle M. le professeur Pitres a fait
une leçon (²).

Du côté de la motricité l'hémiplégie hystérique n'a de particularité intéressante que pour la marche, qui ne s'exécute pas comme
chez l'hémiplégique organique. La différence a été bien établie par
Brissaud et Marie : « Chez les individus atteints de lésion cérébrale
» en foyer, le membre inférieur paralysé, au lieu d'être, comme dans
» l'état normal, porté directement en avant au moyen de la flexion
» de la jambe et de la cuisse, ne peut plus être placé devant le
» membre inférieur sain que grâce à un mouvement d'abduction, qui

(¹) Giacomo Lumbroso. *Sulla paralisi del facciale di natura isterica* (*Lo Spirimentale,* janvier 1888).
(²) *Écho médical.* Toulouse, 1888.

» fait décrire au pied du côté malade une demi-circonférence dont le
» pied du côté sain marquerait le centre ; pendant ce mouvement, le
» membre inférieur paralysé reste dans l'extension.

» Chez les hystériques, au contraire, il en est autrement : le
» membre inférieur paralysé n'est plus porté en avant, il est traîné à
» la suite du membre sain ; le malade marche un peu de la façon dont
» les petits enfants montent les escaliers, toujours de la même jambe
» en avant ; de plus, pendant la marche, le membre inférieur du
» côté paralysé est souvent un peu fléchi et non plus étendu, comme
» dans le cas de lésion organique. »

L'hémianesthésie occupant les deux membres épargne souvent le
thorax, l'abdomen, les organes génitaux externes, le dos, les lombes
et une partie du sacrum. De plus, les réflexes peuvent présenter des
changements, mais peu accentués.

Enfin, la vessie et le rectum sont exceptionnellement atteints.

Voilà en quelques mots les caractères principaux de l'hémiplégie
hystérique qui, on le voit, a un signe pathognomonique, l'hémispasme glosso-labié quand la face est atteinte, et la démarche qui
s'écarte de celle de l'hémiplégique cérébral.

La *paraplégie* a été encore l'objet de peu de travaux relativement
aux troubles que nous venons d'étudier.

En général, les membres inférieurs ne sont pas absolument flasques, l'anesthésie est limitée en haut et en avant par les plis ingui-
naux, et en arrière par les lignes d'insertion des muscles fessiers,
ménageant ainsi la région sacrée.

Les réflexes rotuliens sont la plupart du temps normaux ; il
n'existe pas en général de trépidations épileptoïdes.

Toutes ces paralysies (monoplégies, hémiplégies, paraplégies) peuvent s'accompagner de troubles trophiques : tantôt c'est une diminution de volume des membres, tantôt des troubles circulatoires
cutanés. Quels qu'ils soient, ils restent très limités et disparaissent
facilement.

Outre les signes que nous venons d'indiquer pour diagnostiquer les paralysies hystériques, il en est d'autres fort importants et qui aident pour le diagnostic dans les cas difficiles : ce sont les *stigmates*. Au nombre des stigmates se trouvent le rétrécissement concentrique du champ visuel, l'abolition du réflexe pharyngien et les troubles sensitivo-sensoriels. L'hérédité et la cause occasionnelle des accidents doivent être rangées à côté des stigmates.

En résumé, les paralysies hystériques sont représentées par une impotence fonctionnelle des muscles plus ou moins profonde et plus ou moins persistante, s'accompagnant ordinairement de troubles de la sensibilité cutanée (anesthésie ou analgésie) limités à la partie paralysée ou s'étendant sur toute une moitié du corps, avec abolition du sens musculaire.

De plus, l'excitabilité électrique des muscles est généralement conservée et les réflexes sont presque toujours normaux.

Nos observations de paralysies confirment la plupart de ces données. Si toutes ne présentent pas le cortège complet des signes que nous venons d'exposer, chacune tout au moins est marquée de stigmates qui n'autorisent pas le doute. D'ailleurs, nous avons eu le soin de les faire suivre des réflexions qui nous ont poussé à les considérer comme de nature fonctionnelle.

Elles se divisent en trois catégories : la première comprend huit cas de monoplégies, la seconde deux d'hémiplégies, et la troisième se compose d'une observation de paraplégie.

OBSERVATIONS

GROUPE I. — **Paralysies.**

MONOPLÉGIES — HÉMIPLÉGIES — PARAPLÉGIE

OBSERVATION I (personnelle).

Monoplégie hystérotraumatique du membre supérieur droit.

SOMMAIRE : Homme, trente-six ans, fils d'un père violent et d'une mère hystérique.
  Le 22 février 1888, écrasement de la phalangette du pouce droit. Les jours suivants,
  inquiétude ; tremblement du membre supérieur gauche ; attaque de nerfs, aphasie transitoire : parésie du membre supérieur droit ; anesthésie cutanée étendue. Guérison par
  l'hypnotisation et la suggestion.

Gui..., trente-six ans, ouvrier à l'usine à gaz de Bordeaux, entré à l'hôpital
Saint-André le 20 février 1887, salle 16, lit 12, service de M. le professeur
Pitres.

Antécédents héréditaires. — Grand-père maternel mort à quatre-vingt-
dix-neuf ans subitement. Grand'mère maternelle, très nerveuse, morte à
quatre-vingt-deux ans. Père, très violent, mort à soixante-douze ans d'un
accident. Mère morte à trente-neuf ans d'une gastrite (?). Elle était sujette à
des attaques nerveuses survenant à peu près tous les mois et probablement de
nature épileptique. Une sœur du malade est morte à dix-sept ans, tuberculeuse. Un de ses oncles s'est suicidé. Une tante du côté maternel est sujette à
des attaques de nerfs provoquées par la moindre contrariété ; de plus, elle est
d'un caractère assez violent.

Antécédents personnels. — Dans ses premières années, Gui... n'a jamais
été malade. D'un caractère très emporté, il se mettait dans de violentes
colères. A vingt et un ans, il part pour son service militaire, à la fin duquel il
obtient un certificat de bonne conduite. Doué d'un courage peu ordinaire, il
avait opéré plusieurs sauvetages.

A son retour du régiment, il entre dans l'administration du gaz, où on
le considère bientôt comme un des meilleurs ouvriers.

Le 22 février 1888, pendant une manœuvre, Gui... eut le pouce de la main droite pris entre un volant et une courroie de transmission. De là, douleur vive qui l'oblige à se diriger vers un robinet d'eau froide pour y placer la partie meurtrie. La vue du sang lui occasionna aussitôt une faiblesse qui disparut quelques minutes après, grâce à un cordial énergique. Il ne perdit pas connaissance et put monter de lui-même en voiture pour gagner son domicile, où il reçut les soins du médecin de l'administration, qui constata un écrasement de l'extrémité du pouce, sans aucun autre symptôme. Un pansement ouaté antiseptique fut immédiatement appliqué et le membre placé en écharpe.

Le moral fut extrêmement affecté pendant les quinze jours qui ont suivi l'accident. L'insomnie était complète.

D'autre part, le pouce était le siège de douleurs térébrantes assez vives.

Pendant ces mêmes quinze jours, le membre supérieur gauche (sain) a été le siège d'un tremblement vibratoire très manifeste, s'exagérant au repos et pendant l'exécution des mouvements volontaires (boire, manger, etc.). Ce tremblement disparut tout d'un coup le quinzième jour.

L'état de la partie lésée permit de cesser tout pansement deux mois après le traumatisme et d'autoriser la reprise du travail. Mais quel ne fut pas l'étonnement de Gui... quand il s'aperçut que, malgré l'intégrité du mouvement, le membre supérieur gauche avait perdu sa force?

Dès lors, il fut obligé de changer ses occupations. Le directeur de la Compagnie le préposa à la surveillance de travaux importants. Cette perte de force le démoralisa davantage. Ainsi son sommeil était agité par des rêves se rapportant à ses occupations habituelles. Souvent il se réveillait en sursaut se croyant à l'usine. Jamais il ne rêvait à l'accident du 22 février. Dans la journée il se préoccupait beaucoup de sa blessure et craignait de devenir infirme.

Vers les premiers jours de juillet 1888, notre homme, se sentant fatigué et sous le coup d'un malaise inexprimable, réclama un congé. Un matin, après une semaine de repos, il se réveilla avec la tête plus lourde qu'à l'ordinaire. Dans l'après-midi le mal de tête augmenta d'intensité. « Il me semblait, dit-il, » qu'on me tirait fortement les cheveux dans tous les sens, particulièrement » sur le dessus et le derrière de la tête. » Le soir, vers les cinq heures, Gui... se mit à pleurer tout d'un coup. Sa femme lui en demanda le motif, mais il ne put répondre à sa question *bien qu'ayant toute sa connaissance.*

« Il sanglotait à chaudes larmes, nous a raconté sa femme, lorsque au bout » de dix minutes de pleurs il me fit signe de préparer son lit pour se coucher. » J'accédai à son désir et une fois déshabillé il se précipita dans son lit, puis » perdit immédiatement connaissance. Ses dents étaient crochetées, ses pau- » pières fermées et ses membres raides. Quelques instants après il eut de » fortes convulsions, si bien que je fus obligée de le faire tenir par quatre

» hommes. Lorsque les convulsions disparaissaient, les membres devenaient
» raides. Il ne poussait aucun cri, ne répondait pas aux questions que je
» lui posais. Cette scène a duré de cinq heures à neuf heures et demie du
» soir.

» Vers neuf heures et demie il a repris ses sens tout tranquillement et s'est
» mis à regarder ceux qui se trouvaient autour de son lit sans plus d'étonne-
» ment que ça. Il avait les dents crochetées et ne parlait pas. » Tel est le récit
de l'attaque fait par sa femme. Outre cela, elle nous a affirmé qu'il n'avait
poussé de cris à aucune période de la crise, que les sphincters vésical et anal
ne s'étaient pas relâchés et qu'enfin il n'y avait eu ni morsure de la langue, ni
écume, ni sommeil profond consécutif; la face n'était pas congestionnée.

Au moment où Gui... a recouvré connaissance, le membre supérieur droit
était dans une demi-contracture et semblait au malade comme détaché de son
corps. Aussi a-t-il été obligé de le chercher avec la main gauche pour bien se
convaincre de son existence. Les mouvements volontaires étaient en partie possibles. La demi-contracture fut remplacée quelques minutes après par l'inertie
la plus complète.

Tenant à être exactement renseigné sur ces différents détails, nous nous
sommes adressé au Dr Gautier, qui est arrivé peu de temps après la fin de la
crise et qui nous a rapporté ce qui suit :

Le malade, couché dans le décubitus, avait l'air calme et regardait les
personnes de son entourage. La contracture des masséters était complète. Cette
contracture se dissipa au bout de dix minutes, ce qui permit au malade de
boire. Les traits de la face n'étaient pas déviés, la bouche et la langue étaient
droites. Il n'y avait pas d'hémispasme ni de paralysie. Le voile du palais occupait la position normale et fonctionnait librement. Par contre, aphonie et
aphasie complètes accompagnées de monoplégie brachiale droite flasque. Les
autres membres se mouvaient sans difficulté. L'intelligence semblait intacte,
la parole seule faisait défaut.

Le Dr Gautier, intrigué, essaya de faire dire au malade « papa » « maman ».
Vingt minutes suffirent pour obtenir le résultat désiré; toutefois ces mots
étaient scandés et épelés.

Notre homme ne se rendait aucun compte de ce qui avait eu lieu. La nuit
suivante fut calme, le sommeil bon, pas de rêves. Le lendemain, Gui... put se
lever et même se promener. L'aphasie et l'aphonie étaient toujours au même
point. Il sentait sa *langue lourde, épaisse.*

Ce n'est que le surlendemain de l'attaque que, l'aphonie et l'aphasie ayant
disparu en partie, le malade répondit à son médecin, qui lui demandait de ses
nouvelles : « Ça va mieux ? » Enfin, cinquante-six heures après la crise la voix
et la parole redevinrent normales, le matin au réveil. Le malade put alors

s'informer auprès de sa femme de ce qui s'était passé deux jours auparavant. Il ne s'en souvenait pas.

La paralysie du bras droit a persisté pendant trois mois, empêchant ainsi le malade d'exécuter le moindre mouvement.

L'électricité statique qu'on lui avait prescrite lui rendit un peu plus de force. Aussi au commencement de novembre 1888 (quatre mois après l'attaque et neuf après le traumatisme), le membre inférieur droit commença-t-il à recouvrer ses fonctions. « La première chose que j'ai faite, dit le sujet, a consisté à » prendre un porte-plume, puis un couteau, puis une cuiller et enfin, peu à » peu, je suis arrivé à me moucher sans difficulté et à porter ma fourchette à » la bouche, mais il m'était impossible de boire de cette main, elle n'avait pas » la force de lever le verre plein. » Tout allait en s'améliorant lorsque, vers le 10 janvier, en se réveillant, Gui... s'est aperçu que sa main droite était paralysée et enflée jusqu'au poignet. Elle était cyanosée, sans œdème. Les autres segments du membre n'étaient le siège d'aucune sensation particulière.

Supposant que le pouce blessé était la cause de ses mésaventures, Gui... demanda au Dr Gautier de le lui enlever. Bien entendu, celui-ci ne voulut point et conseilla au malade de consulter le Dr Chabrely qui, en présence de l'anesthésie totale de tout le bras et de la partie droite de la poitrine, pensa de suite à l'hystérie. Cette manœuvre effraya beaucoup le malade. Le lundi 18 février, le Dr Gautier présenta son homme à la Société médicale d'émulation où on s'aperçut de nouveau de l'anesthésie complète à la piqûre et à la chaleur sur les parties précédemment citées. Ces expériences démoralisèrent encore notre sujet qui, en arrivant chez lui, se mit à sangloter et à gémir sur son malheur. Malgré les encouragements de sa femme, il continua à se désoler et peu d'instants après il eut un *grincement de dents* suivi d'une attaque dont voici les détails :

Aussitôt après le grincement de dents, Gui..., ayant ressenti de la gêne respiratoire en même temps qu'un malaise général, pria sa femme de lui préparer son lit. A peine couché, perte complète de connaissance, contracture des masséters, convulsions cloniques et toniques, mais bien moins fortes que dans la première attaque. Les convulsions étaient remplacées à certains moments par de la contracture généralisée. Aucun cri pendant l'attaque, aucune parole. Pas d'émission d'urine, de morsure de la langue, de bave, de sommeil profond consécutif, etc. Le malade a repris ses sens, comme la première fois sans incident particulier. Il n'y a eu ni aphasie ni aphonie. Le membre supérieur droit était dans le même état qu'avant la crise. La nuit suivante le malade eut, au cours de son sommeil, des secousses brusques dans les membres. Il se réveillait à ce moment, croyant être à son travail.

En présence de cet état, Gui... consulta de nouveau son médecin. S'appuyant sur le diagnostic d'hystérie porté auparavant par le Comité de la Société d'émulation, ce praticien essaya d'hypnotiser le malade. Il y arriva au bout de dix minutes par la compression des globes oculaires. Profitant du sommeil hypnotique, le Dr Gautier suggéra au sujet de mettre son chapeau sur sa tête, avec la main droite. Mais la suggestion resta sans succès, car, réveillé après l'insufflation des yeux, le malade usa de sa main gauche (saine) pour se coiffer.

C'est alors que, décidé à chercher du soulagement, il entra à l'hôpital Saint-André, envoyé par le médecin de la Compagnie du gaz, le 20 février 1889.

État actuel, le 23 février 1889. — Gui... est un homme de taille moyenne, assez robuste, au facies calme et intelligent. Son instruction est très restreinte, puisqu'il ne sait pas écrire et qu'il ne peut lire qu'en épelant les mots.

Les renseignements donnés sur lui par les médecins qui l'ont suivi depuis longtemps sont tous en sa faveur, ainsi que ceux émanant des chefs au service desquels il est depuis quinze ans. C'est un ouvrier très laborieux et un excellent père de famille.

Notre attention se porte tout d'abord sur le membre supérieur droit, dont le malade se plaint.

Membre supérieur droit. — Le membre supérieur droit ne présente aucun trouble trophique cutané. Les troubles vaso-moteurs sont plus prononcés. Ainsi, la peau de la face dorsale et palmaire des doigts et de la main a une teinte violacée qui s'étend, en diminuant, jusqu'à la réunion du tiers inférieur de l'avant-bras avec les deux tiers supérieurs.

De plus, on constate sur la main une légère infiltration qui efface en partie les saillies des tendons et l'extrémité inférieure des métacarpiens. Les saillies et plis articulaires digitaux et les plis palmaires sont moins prononcés que du côté opposé. En conséquence, la main droite tout entière est-elle plus volumineuse que la gauche. Nous nous en sommes assurés par les mensurations suivantes :

Les mesures prises au milieu de la région métacarpienne, la main appliquée par sa face palmaire sur une table, donnent :

> Main droite, 23 centimètres ; main gauche, 22 centimètres.

Les mesures prises au niveau des phalanges donnent :

> Médius droit, 76 millimètres ; médius gauche, 68 millimètres ;
> Index droit, 74 millimètres ; index gauche, 69 millimètres.

En dehors des particularités précédentes, les doigts, sauf le pouce, n'offrent rien à signaler. Ce dernier, par suite de l'accident dont il a été victime, est effilé et beaucoup plus mince que celui du côté opposé. L'ongle est représenté par un morceau de tissu corné grisâtre, assez épais et de forme quadrilatère.

La pulpe est retroussée en forme de bourrelet, comme chez les individus q[ui]
se rongent les ongles.

Les muscles des régions thénar et hypothénar sont normaux. Ceux d[e]
l'avant-bras sont amaigris.

Les *muscles du bras* ont diminué de consistance et de volume ; ils ont su[bi]
un degré d'amaigrissement assez prononcé.

Le deltoïde est aussi amaigri.

On constate au-dessous de l'épine de l'omoplate, dans la fosse sous-épineus[e]
un méplat prononcé qui provient d'une diminution de volume des muscles [de]
la région.

Dans tous les cas, ni secousses fibrillaires, ni œdème sous-cutané.

Au repos, le membre est pendant le long du corps, sans attitude spécia[le]
Soulevé par l'observateur, il ne retombe pas, mais le malade ne peut le mai[n]
tenir qu'un quart de minute au plus. On le voit alors prendre la positi[on]
verticale petit à petit. Pas de tremblement, mais une très légère contractu[re]

Motricité. — Les mouvéménts des divers segments du membre ne sont p[as]
tous possibles, et pour ceux qui s'effectuent, on constate une lenteur extrèm[e]
ment prononcée et une diminution considérable comme étendue. D'autre pa[rt]
le malade prend beaucoup de peine et fait des efforts exagérés pour arrive[r à]
n'exécuter qu'un très faible mouvement.

Les *mouvements de l'épaule* ne sont possibles qu'en avant et qu'en deho[rs]
Ils sont si restreints que l'angle formé par le membre et le plan latéral dr[oit]
du corps est extrèmement petit.

La *flexion de l'avant-bras* sur le bras est impossible.

Quand on dit au malade de fermer le poing, c'est à peine si les phalange[s]
se fléchissent à demi sur les phalangines.

L'opposition du pouce aux autres doigts est à peu près impossible.

Les interosseux n'agissent que très incomplètement.

Vu ces troubles moteurs, le malade est dans l'incapacité d'user de [son]
membre.

Malgré cela, la *résistance musculaire* est assez intense, bien que [un peu]
diminuée, surtout pour les muscles du bras, de l'avant-bras et de la m[ain]
Ceux de l'épaule résistent davantage.

Le *sens musculaire* est en grande partie conservé.

Le malade ayant les yeux fermés, si on place le membre supérieur droit d[ans]
une situation quelconque, le congénère gauche est mis, à peu de chose p[rès]
dans la même position.

Au dynamomètre : M. S. G. $= 46$; M. S. D. $= 0$.

L'*examen électrique* des muscles, fait par le Dr Bergonié, a décelé [une]
contractilité tout à fait normale. Pas de réaction de dégénérescence.

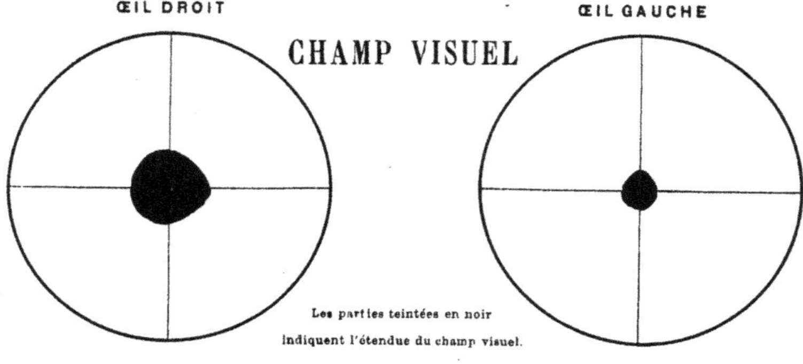

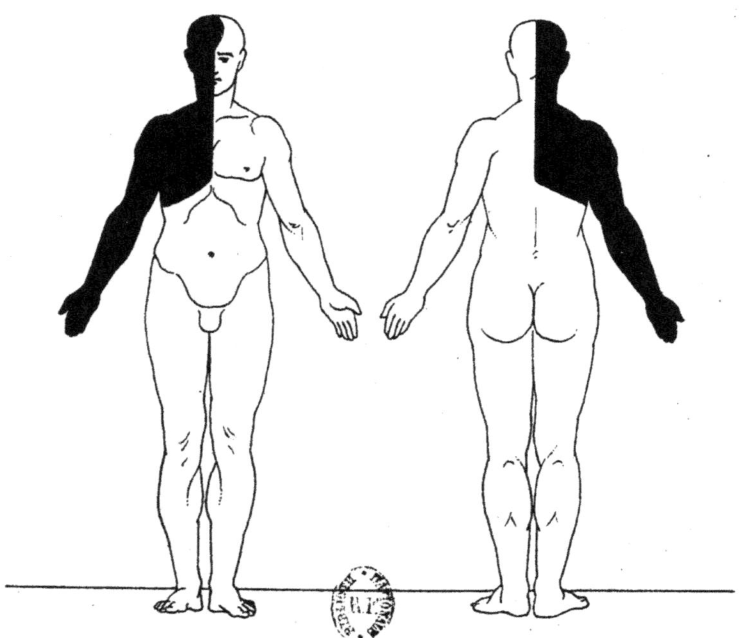

Observation I.

Gui ... Monoplégie hystérotraumatique du membre
supérieur droit.

Sensibilité. — Le malade n'éprouve aucune douleur spontanée. La seule chose qu'il ressente dans le membre paralysé est une sensation de froid mal définie et vague, puisqu'il a à peine conscience de l'existence de son membre.

L'*anesthésie* est en manche de veste pour le membre impotent.

Les *muqueuses* conjonctivale, nasale, buccale, etc., ont des plaques d'hypoesthésie et d'analgésie disséminées.

Ni les secousses brusques, ni la flagellation, ni les frictions du membre ne provoquent de contracture.

Un lien très serré, placé pendant dix minutes au niveau de la partie supérieure du bras, n'a pas produit de raideur du membre. Pendant cette opération, le malade n'a éprouvé aucune sensation particulière, tandis que la main de l'observateur constate un abaissement notable de la température au bras, à l'avant-bras et à la main. Après l'enlèvement du lien, le malade accuse plus de difficulté pour exécuter les petits mouvements dont nous avons parlé plus haut et ressent une sorte de pesanteur qui disparaît assez rapidement. La température du membre est la même qu'avant l'opération.

La flagellation de la région temporo-pariétale gauche, pratiquée pendant un quart d'heure, n'a pas modifié les fonctions motrices du membre paralysé.

Attaque convulsive dans le service. — Dans la nuit du 24 au 25 février (vers onze heures et demie du soir), les infirmiers et les malades ont été réveillés par un bruit d'ébranlement. Ils s'aperçurent que c'était du lit de Gui..... que provenait ce bruit. Ils le trouvèrent couché dans le décubitus dorsal, les yeux fermés et la *main gauche* embrassant l'un des montants de fer du lit. En pleine attaque convulsive, il secouait ainsi tous les objets qui se trouvaient sur sa planchette. Les mouvements cloniques succédaient aux toniques et ceux-ci n'étaient pas remplacés par de la contracture. La perte de connaissance était complète, les masséters étaient contracturés et le malade grinçait fortement des dents. Aucun cri, aucune parole. Pas d'urines émises, ni de morsure de la langue et de bave. Cette scène dura dix minutes environ, puis le sujet reprit son calme et s'endormit.

Au bout de vingt minutes, l'un des infirmiers étonné de ce calme voulut s'assurer de l'état du pouls. A peine eut-il saisi le poignet du malade que celui-ci ouvrit les yeux et regarda fixement autour de lui sans répondre aux questions qu'on lui adressait, ce que voyant, l'infirmier s'éloigna et le malade dormit jusqu'au lendemain.

A son réveil, l'infirmier qui l'avait interrogé après son attaque, lui demanda s'il se rappelait l'avoir vu cette nuit. Le malade répondit que non, car son sommeil avait été excellent; mais que cependant il se sentait fatigué, comme *si on l'avait roué de coups de bâton.*

Le début de l'attaque n'a pas été vu par les voisins du malade, ce qui donne à supposer qu'elle a éclaté spontanément par des convulsions. Dans tous les cas, aucun cri n'a été entendu.

En parlant à Gui..... de ce qu'on nous avait raconté sur son attaque, il nous a dit qu'il savait tout par l'infirmier ou les voisins.

La cause de cette crise se rattache, à notre avis, à l'état d'esprit dans lequel se trouvait notre homme le jour précédent. En effet, sa femme et ses enfants, qu'il aime beaucoup, étant venus lui rendre visite, il a éprouvé un véritable chagrin en les quittant et en songeant qu'il ne gagnait rien pour eux depuis quelque temps.

Zones spasmogènes ou spasmofrénatrices. — Cette attaque nous a amené à rechercher des points provocateurs ou frénateurs sur toutes les régions.

Nos recherches à ce sujet ont été négatives. Les testicules possèdent leur sensibilité normale et leur compression n'a suscité aucun phénomène particulier.

Hypnotisation. 1re séance. — Nous avons essayé d'hypnotiser Gui... D'abord en cherchant des zones sur différentes régions, ce qui ne nous a donné aucun résultat; puis, par la fixation du regard, sans plus de succès.

Ce n'est que par la compression et la friction prolongées sur les deux globes oculaires que nous avons obtenu l'état hypnotique, au bout de treize minutes.

L'état hypnotique offrait les caractères suivants : Les yeux regardaient en bas et à gauche. Les positions imprimées aux membres étaient conservées, sauf pour le paralysé.

Les questions posées au sujet ne restaient pas sans réponse. Ainsi, interrogé sur l'état dans lequel il était, Gui... nous a dit qu'il dormait. Voulant profiter de cet état, nous avons cherché à rendre le mouvement et la force au bras impotent. Malheureusement, nos tentatives n'ont pas été couronnées de succès.

Deux minutes après le début du sommeil est arrivé le réveil, spontanément et sans caractère particulier. Après le réveil, le malade s'est souvenu de tout ce que nous lui avions fait et dit pendant l'état hypnotique et a pu nous répéter les paroles que nous lui avions adressées.

2e Séance d'hypnotisme faite trois jours après la première. — Le sommeil hypnotique a été obtenu comme la première fois par la compression et la friction des globes oculaires. Il est complet au bout de dix minutes.

En demandant au malade ce qu'il fait et ce qu'il éprouve, il nous répond qu'il dort et qu'il se trouve bien. La seule chose qu'il accuse, c'est du picotement dans le globe oculaire gauche.

Le membre supérieur gauche (sain) ayant été mis par nous dans l'extension complète et dans la position horizontale est maintenu ainsi par le malade durant cinq minutes, puis reprend progressivement la position verticale.

Le membre supérieur droit (paralysé) est maintenu aussi dans la même situation pendant trois minutes seulement.

Enfin, les deux bras mis en croix par nous y sont restés durant quatre minutes, mais celui du côté paralysé est tombé le premier.

Le malade sent assez bien ce membre, car il nous en indique la position.

Les mouvements sont plus étendus et plus faciles qu'à l'état de veille. La force prise au dynamomètre donne : main droite, 16 kilos ; main gauche, 31 kilos.

La sensibilité à la piqûre et au contact est nulle sur tout le membre supérieur droit. Sur notre ordre, le malade, qui était assis, se lève. En lui suggérant que son bras paralysé sent bien, nous constatons que la piqûre, le pincement, le contact, le chatouillement sont perçus et localisés nettement.

En usant du même procédé pour la motricité, le malade est arrivé instantanément à exécuter avec le bras malade tous les mouvements normaux, à porter l'extrémité de son index droit au lobule du nez, à prendre son mouchoir dans sa poche et à se moucher, enfin à soulever une chaise à bras tendu. Pas d'alphalgésie.

En lui intimant l'ordre d'ouvrir les paupières, il porte immédiatement sa main gauche (saine) sur les yeux, les frotte, puis se réveille en nous disant : « Je ne dors plus ».

La *sensibilité* du membre paralysé, aussitôt examinée, nous indique de l'hypoesthésie très prononcée sur toute la région auparavant anesthésique à l'état de veille.

Les *mouvements* sont aussi plus libres et plus étendus qu'avant l'hypnotisation, mais n'ont pas l'amplitude et l'aisance de l'état hypnotique. Ainsi, le malade porte très lentement son index droit à son nez, de même que son mouchoir, fléchit à peine les doigts et se trouve dans l'impossibilité de supporter la chaise à bras tendu ; c'est tout au plus s'il lui a fait abandonner le sol.

Au dynamomètre : M. S. D. = 12 1/2 ; M. S. G. = 32.

Un détail à noter, c'est que le souvenir de ce qui s'est passé durant le sommeil hypnotique est bien conservé, la meilleure preuve nous en est fournie par le malade qui, en exécutant les mouvements dans l'état de veille, nous dit : « *Oh! quelle différence! Comme j'ai plus de force et comme je remue mieux* » *mon bras quand je dors.* »

Donc, par la suggestion, nous avons obtenu une amélioration considérable du mouvement et de la sensibilité pendant le sommeil hypnotique, amélioration qui ne s'est maintenue qu'à un faible degré lorsque le malade a été réveillé.

Encouragé par ces résultats, nous renouvelons l'hypnotisation et la suggestion les jours suivants.

Toutes les fois que nous avons hypnotisé le malade, les conditions étaient identiques à celles de la deuxième séance. Aussi croyons-nous inutile de les rapporter en détail.

Le fait le plus intéressant est que nous avons amélioré la force et la sensibilité du membre paralysé dès la deuxième séance, et qu'il nous a suffi de renouveler la suggestion deux fois pour obtenir la guérison à peu près complète.

Les grands *appareils organiques* ne présentent rien d'anormal. Le cœur, les poumons, l'estomac, les organes génito-urinaires sont sains.

La vue est affaiblie. L'examen ophtalmoscopique, pratiqué par M. le professeur Badal, a donné les résultats suivants :

« Rétrécissement concentrique des deux champs visuels extrêmement prononcé. Du côté gauche, acuité visuelle réduite à un quart. Du côté droit, le malade affirme qu'il n'y voit pas et ne compte pas les doigts, même de très près. Pourtant, si on pratique l'examen des yeux au moyen de l'appareil de Flees, on constate que le seul pain à cacheter vu par le sujet correspond précisément à l'œil amaurotique, ainsi que cela arrive fréquemment chez les hystériques. Aucune lésion du fond de l'œil. Les couleurs ne sont pas reconnues par le malade. »

Pas d'anesthésie des autres organes des sens.

Les réflexes rotuliens et testiculaires sont normaux. Le réflexe au châtouillement plantaire est diminué. Le réflexe pharyngien est aboli.

Quand le malade a quitté l'hôpital, le 18 mars 1889, la force était complètement revenue dans le membre supérieur droit. L'exploration dynamométrique donnait 40 kilog. pour la main droite et pour la main gauche.

Réflexions. — De toutes les observations que nous avons recueillies, celle-ci est peut-être la plus instructive.

Rien n'y manque. Les stigmates, sauf la tendance aux contractures provoquées par tous les moyens connus, ne font certes pas défaut, et, ce qui pour nous est du plus grand intérêt, c'est que l'hypnotisation et la suggestion ont été possibles. Jamais en effet nous n'avions pu endormir un malade soit en recherchant des zones hypnogènes, soit par la friction des globes oculaires ou par la fixation d'un objet brillant ou non. Aussi ne partageons-nous pas l'opinion des auteurs d'après lesquels il suffit d'un miroir à alouettes pour produire le sommeil hypnotique, et au dire desquels, comme Bernheim, tous les individus, hystériques ou non, seraient hypnotisables. Chez tous nos sujets les moyens conseillés ont échoué. Sommes-nous tombé sur des organismes exceptionnels? C'est fort possible ; mais le fait n'en reste pas moins, et nous sommes volontiers porté à croire que l'hypnotisation n'est pas aussi facile ni aussi fréquente non seulement chez les hommes, mais encore chez les femmes. Nous avons, en effet, eu l'occasion de prendre dans le service de notre maître, M. le professeur Pitres, plusieurs observations d'hystériques femmes, et en particulier de spasmes rythmiques dont trois des plus intéressantes ont été publiées par nous dans la *Gazette hebdomadaire des sciences médicales de Bordeaux* ([1]). Or, jamais chez ces malades nous n'avons obtenu l'état hypnotique, ce que nous avons d'autant plus regretté que nous désirions y avoir recours pour obtenir la guérison.

C'est donc à notre grande satisfaction, nous ne le cachons pas, que nous sommes arrivé à hypnotiser et à suggérer Gui...

Le sommeil hypnotique, chez ce sujet, présente quelques particularités d'autant plus dignes d'être mentionnées qu'elles concordent, en tous points, avec des faits observés chez un malade dont l'observation se trouve dans la catégorie des tremblements (obs. de Guin...).

Généralement le souvenir des paroles ou des actes de l'état hypnotique n'est pas conservé. Or, à l'état de veille, Gui... nous a répété tout ce que nous lui avons dit et ordonné de faire pendant l'hypnotisation. Ainsi, lorsque nous l'avons endormi pour la première fois, il a recouvré une grande partie de ses forces dans un membre paralysé, si bien qu'au dynamomètre il marquait 25, qu'il exécutait tous les mouvements et qu'il levait une chaise à bras tendu. Eh bien! lorsque une fois réveillé, nous avons essayé de le soumettre, mais en vain, aux mêmes exercices, Gui... a été le premier à nous dire : « Comment se fait-il qu'endormi j'ai pu donner 25 au dynamomètre, » qu'il m'a été possible d'exécuter toutes sortes de mouvements avec

([1]) Émile Bitot. *Quelques cas de spasmes rythmiques respiratoires d'origine hystérique* (*Gazette des Sciences médicales de Bordeaux,* avril 1888, n° 15, 16, 17).

» mon bras paralysé, que j'ai senti les piqûres d'épingle, et qu'à
» présent je sois impotent? » Tout d'abord, nous avons été étonné de
ces réflexions et nous avons aussitôt pensé à de la simulation, malgré
toutes les bonnes raisons que nous avions de penser le contraire.
Aussi nous empressâmes-nous de prendre encore plus de précautions
à l'avenir.

Rien de ce qui précède ne fut contredit par les séances d'hypnotisation suivantes. Aussi croyons-nous que Gui... appartient à cette
catégorie d'hypnotisés dont Heidenheim et Bernheim ont parlé et
chez lesquels il y a, au réveil, conservation du souvenir des actes
commis pendant le sommeil.

La suggestion a été acceptée d'emblée. D'ailleurs, nous avions eu
le soin de dire à notre malade que nous emploierions tous les
moyens pour lui rendre ses forces et que nous ne le laisserions partir
du service que tout à fait rétabli. Le terrain était donc bien préparé.

Le retour des forces n'est revenu que progressivement. Nous
observions après chaque séance de sommeil une augmentation
de 12 ou 15 kilog. et les forces, dans l'état hypnotique, étaient
toujours supérieures à celles de l'état de veille, même sans suggestion
nouvelle. Nous avons essayé de lui suggérer de donner dans les deux
états un chiffre fixé par nous, mais jamais il n'y est arrivé.

A ces particularités nous ajouterons que, à l'égal des observations
suivantes, celle-ci n'est pas à la faveur de ceux qui font de *l'hystérotraumatisme une hystérie à part*.

La première manifestation hystérique, la monoplégie, est survenue
chez Gui... à la suite d'un traumatisme; quelques mois plus tard,
sans cause appréciable, éclatait la première attaque convulsive bien
déterminée et constatée par un médecin distingué de Bordeaux, le
Dr Gautier. Un an après le choc, a surgi une deuxième attaque, suivie
d'aphasie motrice pendant cinquante-six heures. Vraiment, il est difficile de trouver plus complet et plus régulier. Avec une telle évolution
symptomatique, soutenir que le traumatisme a été capable *d'en-*

gendrer l'hystérie chez notre homme nous semble extraordinaire, et, en admettant qu'il en fût ainsi, nous ne comprenons pas alors pour quelle raison on veut faire de l'hystérie traumatique une catégorie à part.

On pourrait nous objecter, il est vrai, que nous avons affaire à un hystérique pur chez lequel le choc a été la cause occasionnelle et qu'il ne rentre pas dans le groupe des hystérotraumatiques vrais. A cela nous répondrons que si les attaques étaient arrivées avant le traumatisme et la paralysie consécutive, il y aurait lieu d'y adhérer. Mais il n'en est pas ainsi, et nul doute que jusqu'au mois de juin, époque de la première crise, on eût taxé notre homme d'hystérotraumatique vrai, puisqu'il n'avait que sa monoplégie et son anesthésie.

Nous considérons ce cas comme venant corroborer l'opinion de Charcot sur l'unicité de l'hystérie. Si, en effet, chez les hystérotraumatiques tous les symptômes classiques ne se rencontrent pas, c'est qu'on se trouve en présence d'*hystérie fruste*. Mais, vienne une cause occasionnelle ébranlant un peu plus l'organisme, et l'hystérie se manifestera dans son acception la plus grande, car tout organisme ayant présenté un accident hystérique quelconque est en puissance de présenter tous les autres. L'observation de Gui... en a donné une preuve indéniable.

OBSERVATION II (personnelle).

Monoplégie hystérotraumatique du membre supérieur gauche.

SOMMAIRE : Homme, trente-neuf ans, fils de père violent et de mère asthmatique ; a fait dans sa jeunesse de nombreux excès alcooliques et vénériens.

Le 3 septembre 1888, fracture de l'extrémité inférieure du radius gauche. Quand on enlève l'appareil, on constate un affaiblissement considérable de tout le membre ; anesthésie en manche de chemise ; abolition du sens musculaire ; réactions électriques normales ; rétrécissement concentrique des champs visuels ; réflexe pharyngien aboli. Guérison après quelques séances d'électrisation.

Log..., trente-neuf ans, maître d'hôtel à bord des paquebots, né à Bastia (Corse), entré à l'hôpital Saint-André le 29 novembre 1888, salle 16, lit 5, service de M. le professeur Pitres.

Antécédents héréditaires. — Aucun renseignement sur les grands-parents. Père mort à soixante-seize ans. Il était paralysé depuis trois années (hémiplégie gauche). Très violent de caractère, mais pas alcoolique. Mère morte asthmatique à soixante-quatre ans. Elle avait un tempérament calme. Un oncle maternel mort asthmatique à soixante-huit ans. Un fils et une fille de ce dernier étaient aussi asthmatiques. Deux frères et deux sœurs du malade n'ont jamais eu d'accidents nerveux.

Antécédents personnels. — Pas de maladie du bas âge ou de l'enfance. A dix-huit ans, il part pour le régiment et contracte une fièvre typhoïde qui a duré un mois et a évolué sans aucune complication. Étant militaire, Log..., sans être d'une vivacité et d'une sévérité outrées, aimait à commander d'un ton impérieux et se montrait assez exigeant. Sa bravoure et son amour pour le devoir ne connaissaient pas de bornes : aussi a-t-il, par ses mérites, obtenu les galons d'officier dans un régiment d'Afrique. Exposé aux chaleurs de ce pays pendant treize ans, il n'a jamais eu que quelques migraines.

La campagne de 1870 achevée, il donne sa démission d'officier et rentre dans la vie civile pour procurer plus de ressources à sa famille ; car, marié depuis quelques années, il avait à soutenir sa femme et sa fille. Il est adjoint alors au plaçage des marchés à X..., où il reste pendant plusieurs années. Plus tard, il s'embarque sur les paquebots comme maître d'hôtel et fait alors huit voyages consécutifs.

Interrogé sur ses habitudes, notre malade raconte qu'il s'est livré à la masturbation d'assez bonne heure, sans cependant en abuser, et qu'étant enfant de troupe, avant son engagement définitif, il n'avait pas perdu ses mauvaises habitudes. Le sens génital est très développé chez lui, car il a commis et commet encore des excès de coït. Pour n'en donner qu'une preuve, après avoir pratiqué le coït à neuf reprises dans une même nuit, il se livra encore trois fois aux plaisirs de l'amour avec une femme qu'il rencontra le lendemain matin. Pendant ses voyages sur mer, dans l'impossibilité de satisfaire autrement son appétit génital, il se masturbait (environ deux fois par mois). Jamais il n'a contracté ni syphilis ni blennorragie.

D'autre part, Log... a fait et fait encore des excès de boisson. Pendant son service militaire, il buvait de grandes quantités d'absinthe et d'eau-de-vie ; à l'heure actuelle, il consomme d'une façon immodérée de l'eau-de-vie, de la bière, du café, etc. Il nous affirme cependant n'avoir jamais été ivre.

A la suite de ces excès notre malade a eu, à trois reprises différentes, des vertiges qui ont débuté chaque fois par un sifflement léger des oreilles, de l'obscurcissement de la vue ; des picotements dans tout le corps. Tous les objets qui l'entouraient lui paraissaient tourner ; il s'asseyait pour ne pas tomber. Il éprouvait une sensation de vide dans la tête. Jamais il n'a eu de perte de connaissance ou de convulsions. Ces symptômes ne duraient jamais moins de trois minutes ni plus de cinq.

De plus, Log... a remarqué qu'après ses excès il éprouva, dans tous ses membres, une faiblesse assez grande et avait un petit tremblement dans les membres supérieurs. Au bout de quarante-huit heures tout avait disparu.

Ce fut pendant un de ses voyages sur mer qu'eut lieu le traumatisme qui fut suivi de monoplégie.

Pendant la traversée du 3 septembre 1888, notre homme, en exécutant différents travaux, reçut au niveau de l'extrémité inférieure du radius gauche une caisse remplie de glace. Ce traumatisme occasionna une fracture complète de l'os au point contus. On lui appliqua immédiatement un appareil composé de deux attelles en bois reposant sur de l'étoupe. Le tout était maintenu par des bandes silicatées. Pendant six jours, il a éprouvé dans l'avant-bras malade des douleurs lancinantes et continues qui s'exaspéraient la nuit. Pas de fourmillement des doigts. Au bout de ce laps de temps, il arriva à Montevideo, et là, on lui enlève son appareil pour le remplacer par une gouttière de gutta-percha ; on laisse à découvert le dos des doigts, de la main et de l'avant-bras. Les doigts, placés dans l'extension, reposaient sur des languettes de gutta-percha, disposées *ad hoc*. L'appareil était, paraît-il, très serré. Néanmoins, les douleurs dont il vient d'être question s'étaient dissipées.

Vingt-cinq jours après l'accident, il ressentit dans la main et l'avant-bras en question des fourmillements très nets, sans modification de la sensibilité.

Au bout de soixante-sept jours, il enleva lui-même sa gouttière de gutta-percha et constata un amaigrissement du membre, évalué à un bon tiers. De plus, la sensibilité avait disparu et il lui semblait que son membre ne lui appartenait plus. Les mouvements volontaires étaient conservés, mais la force musculaire se réduisait presque à néant.

Ces symptômes ont été constatés dans un service de chirurgie de l'hôpital Saint-André, où il était entré pour des troubles vésicaux. On lui prescrivit un traitement électro-thérapique qu'il ne suivit que peu de temps, à cause du départ de son navire. Embarqué de nouveau, il se vit obligé d'interrompre son voyage et de retourner à Bordeaux, à cause de l'impotence fonctionnelle de son bras gauche.

Il rentra, pour la seconde fois, à l'hôpital Saint-André, salle 16, lit 5, service de M. le professeur Pitres, le 29 novembre 1888.

L'accident que nous venons de relater n'a *jamais préoccupé* le malade et ne lui a procuré d'autres douleurs que celles mentionnées plus haut pendant les six premiers jours. « Le médecin du bord m'ayant affirmé, dit-il, que je » guérirai et que je ne resterai pas infirme, je ne me suis pas inquiété. Et, » même après l'enlèvement de mon appareil, je n'ai pas été frappé de la dimi-

» nution de mon membre, que je rapportais à son inactivité prolongée. Sauf
» l'ennui de ne pouvoir remplir mes fonctions, j'étais aussi calme que possible. »

État actuel, 4 décembre 1888. — Log... est un homme de taille moyenne, très robuste, à la physionomie vive et intelligente. Sa parole est brève et précipitée. Son tempérament est très emporté.

Sa santé générale est bonne; il ne se plaint que de quelques douleurs articulaires. L'examen des grands appareils ne décèle aucune anomalie.

Notre attention est attirée par lui sur l'état de son membre supérieur gauche, qui, dit-il, est « dépourvu de force depuis qu'il a enlevé son appareil de frac-
» ture ». Avant l'accident du 3 septembre 1888, ce membre était aussi fort que son congénère et la sensibilité de la peau y était normale. Actuellement, on constate, *au toucher,* une diminution de volume et de consistance des muscles de tout le membre, mais sans atrophie.

Les mesures prises comparativement sur les deux membres supérieurs donnent : 1° au niveau du tiers moyen du biceps et du triceps latéral, l'avant-bras fléchi sur le bras, deux centimètres de différence en faveur du membre sain; 2° au niveau de la réunion du tiers supérieur avec le tiers moyen de l'avant-bras, trois centimètres aux dépens du bras gauche.

Tous les mouvements volontaires sont conservés. Seule, l'extension de l'avant-bras sur les bras ne s'obtient complètement qu'après un petit effort. D'ailleurs, le malade nous dit que son avant-bras a une tendance à se placer de lui-même dans une légère flexion.

Les muscles offrent peu de résistance aux efforts pratiqués pour détruire telle ou telle position que le malade donne aux divers segments du membre. Pas de contracture.

Les forces, au dynamomètre, donnent : pour la main gauche, 25; pour la main droite, 45 kilog.

Le 8 décembre nous obtenons : main gauche, 21 kilog., main droite, 45. L'examen de la peau ne décèle aucun trouble trophique.

Le sens musculaire est aboli. Ainsi, lorsqu'on prie le malade de porter l'extrémité de l'index gauche au bout du nez, après lui avoir fermé les yeux au préalable, il ne peut y arriver qu'en portant la main tout entière sur l'épaule droite et en suivant la partie droite du cou et de la face. Il perd ce membre dans le lit et ignore quelle situation il occupe, s'il ne le voit lorsqu'on fait placer les membres supérieurs dans l'extension, simultanément ou l'un après l'autre, on trouve un très léger mouvement vibratoire.

Sensibilité. — Anesthésie complète et analgésie superficielle et profonde de tout le membre supérieur gauche, de l'épaule correspondante de la région scapulaire et mammaire. La face palmaire des doigts est seule sensible, surtout au niveau de la pulpe.

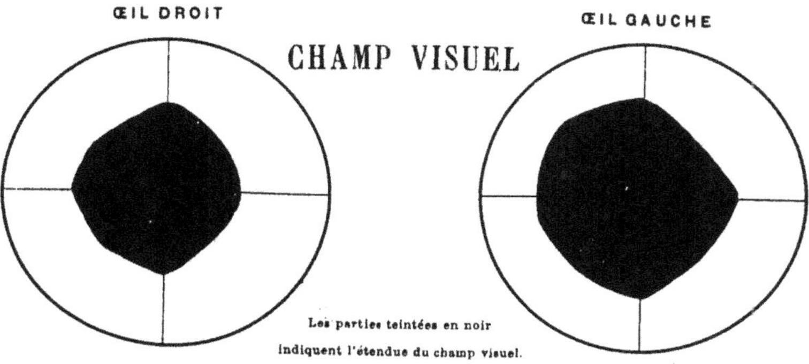

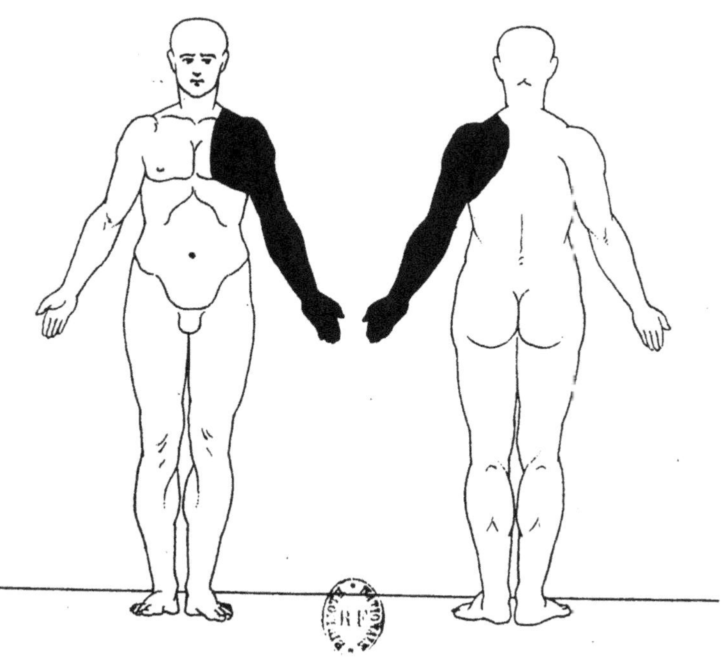

Les régions teintées en noir sont anesthésiques.

Observation II.

Log... Monoplégie hystérotraumatique du membre supérieur gauche.

La sensibilité à la piqûre et à la chaleur est conservée sur toutes les muqueuses.

Goût. — Déposée sur la langue, l'*eau sucrée* n'est pas sentie, le *vinaigre* est senti, la teinture d'aloès n'est pas perçue.

Nez. — Sensibilité diminuée sur les cornets.

Vue. — Normale. Rétrécissement des deux champs visuels.

Réflexes. — Rotuliens, plantaires, testiculaires et pupillaires normaux ; pharyngien, aboli.

Traitement. — Dès son entrée dans le service, Log... a été rassuré par nous sur l'issue de sa maladie, qui guérirait, lui disions-nous, dans peu de temps.

L'aimant, tout d'abord employé chaque jour, n'a ramené que la sensibilité cutanée au bout d'une semaine.

Sur la demande du malade, nous employâmes simultanément l'hydrothérapie et l'électricité qui, d'après lui, devaient lui rendre sa force d'autrefois. Ses désirs furent satisfaits aussitôt et, un mois après le début de leur emploi quotidien, le membre paralysé recouvrait son volume et ses forces.

Il s'agit encore dans cette observation d'un cas typique de monoplégie hystérotraumatique. Le diagnostic n'est pas douteux. Mais il est assez difficile d'expliquer, dans ce cas particulier, le mécanisme de la production de la paralysie. Au moment de l'accident, notre malade n'a éprouvé ni émotion morale violente, ni grand ébranlement physique des centres nerveux. Après l'application de l'appareil, il n'a eu aucune inquiétude sur les conséquences possibles de sa blessure. Le chirurgien du bord avait eu soin de lui affirmer qu'il s'agissait là d'un traumatisme sans gravité, et le malade, confiant et tranquille, attendait patiemment une guérison qu'il croyait certaine. On ne peut donc pas, semble-t-il, invoquer ici l'influence pathogénique du choc traumatique ni de l'auto-suggestion.

Observation III (personnelle).

Monoplégie hystérotraumatique du membre supérieur droit chez un alcoolique.

Sommaire : Homme, trente et un ans, fils de père alcoolique et de mère aliénée. A fait de grands excès de masturbation ; se livre souvent à l'ivrognerie.

Le 8 mars 1888, étant ivre, il fait une chute sur le poignet droit. Le lendemain, il constate une paralysie de la main et de l'avant-bras correspondants. Sens musculaire conservé. Hémianesthésie droite ; rétrécissement concentrique des champs visuels. Réflexe pharyngien aboli. Guérison après deux séances d'aimantation.

Le Bl... (Henri), journalier, né à G... (Finistère), trente et un ans, entre le 19 mars 1888 à l'hôpital Saint-André, salle 16, lit 35, service de M. le professeur Pitres.

Antécédents héréditaires. — Le père est mort à cinquante ans, probablement d'une maladie de cœur. Il faisait des excès prononcés de boisson. D'un tempérament calme à l'état normal, il se mettait dans des colères exagérées quand il avait bu.

La mère, sujette à de fréquentes attaques de nerfs, est morte dans un asile d'aliénées, après y être restée vingt-cinq ans (de trente-huit à soixante-trois ans). Elle était, paraît-il, atteinte de folie des grandeurs. Pas d'alcoolisme.

Deux sœurs du malade, d'un caractère paisible, jouissent d'une bonne santé.

Notre homme n'a connu ni ses grands-parents, ni ses collatéraux. Toutefois, il prétend n'avoir jamais entendu dire qu'il y ait eu des épileptiques, des aliénés, des névropathes, etc., en dehors de sa mère.

Antécédents personnels. — Pas de maladies du bas âge. A douze ans, variole, au cours de laquelle angine diphtéritique. Pas de paralysies consécutives. Jusqu'à l'âge de quatorze ans, notre homme est resté à l'école.

Interrogé sur ses habitudes et sur son caractère, il répond qu'il se mettait rarement en colère, qu'il était bon camarade, peu querelleur, mais qu'il aimait à se tenir à l'écart et qu'il était plutôt porté à la tristesse ; il était « sombre ».

A quatorze ans, il perd son père et se place chez son tuteur comme apprenti plâtrier. Il commence alors à se livrer à la boisson et à la masturbation, deux habitudes qu'il n'a jamais perdues depuis.

A seize ans, ne pouvant s'entendre avec son patron et s'étant fréquemment disputé avec lui au sujet d'intérêts, il quitte son pays et entreprend une série de voyages. Tout d'abord il se dirige vers Nantes, où il reste un mois ; part pour Saumur, où il fait un séjour de trois mois ; ensuite parcourt toute la Normandie, pendant *deux années* consécutives, et se rend à Lille, qu'il habite deux mois. Se trouvant sans travail, il revient dans son pays (Finistère), qu'il quitte deux mois et demi après pour gagner Paris, où il travaille pendant le même laps de temps. Là, *première hallucination de l'ouïe* dans les circonstances suivantes : Sachant son oncle malade depuis longtemps, il suppose qu'il doit être mort et, se réveillant au milieu de la nuit, il *entend* frapper trois coups à la porte de sa chambre; mais, par peur, il ne se lève pas, supposant que c'était le parent défunt qui venait lui rendre visite.

En quittant Paris, Le Bl... part pour Lyon où il est embauché pendant un an et demi; obligé d'accomplir une période de vingt-huit jours, il est appelé à Quimper et revient ensuite à Lyon *à pied*. Il y contracte une blennorragie qui le force à entrer à l'Antiquaille. A peu près guéri, après trois semaines de traitement il file sur Saint-Galmier, où il a une seconde hallucination de l'ouïe, dans les mêmes circonstances et pour le même motif que dans le premier cas, sauf qu'il supposait être visité par sa mère morte.

On l'appelle à Quimper pour une seconde période de vingt-huit jours, après laquelle on le retient huit jours de plus comme punition pour ses nombreuses libations.

Ensuite, il entreprend un voyage *à pied* pour la Belgique qu'il visite pendant trois mois, traverse les Ardennes et arrive en Suisse. Il séjourne un mois à Genève, quinze jours à Lausanne et rentre en France, à Lyon, après avoir traversé, toujours à pied, la Savoie. Enfin, il arrive à Bordeaux à la fin de décembre 1887.

Interrogé sur le motif de ses nombreux voyages, notre malade dit qu'il ne pouvait rester trop longtemps dans un même endroit parce que, après un certain laps de temps, il s'ennuyait et sentait le besoin de partir. Ce n'était pas le manque de travail, mais l'envie de pérégriner. Ce n'était ni une impulsion à la marche, ni une force irrésistible qui l'entraînait, mais il préférait très souvent entreprendre ses voyages à pied, en subvenant à ses besoins par la vente d'objets de tous genres ou par un travail quelconque. C'est ainsi, par exemple, qu'il fait le voyage de Quimper à Lyon en passant successivement par la Normandie, le Pas-de-Calais, la Belgique, les Ardennes, la Suisse, la Savoie et le Rhône. Dans bien des cas, il avait l'argent nécessaire pour voyager en chemin de fer ou d'une autre manière analogue; mais, par goût, il aimait mieux marcher.

Durant tous ses voyages, notre homme n'a jamais été malade, bien qu'il se soit adonné à la boisson d'une façon régulière et démesurée. Il se grisait en moyenne deux fois par semaine, et restait plusieurs jours de suite dans la torpeur. Dès qu'il avait quelque argent, il se rendait au cabaret, et là, prenait tout d'abord du vin, puis de l'eau-de-vie et de l'absinthe. En général, il buvait une quantité de liquide équivalente à une bouteille de Bordeaux, *sans compter le vin,* pour lequel il n'a guère de prédilection. La plupart du temps lorsqu'il recouvrait sa raison, il s'adressait de vifs reproches, se méprisait et restait dans cet état d'esprit jusqu'au moment où, ayant économisé le produit de son travail, il se laissait aller à sa passion. Jamais, en dehors des deux hallucinations auditives que nous avons mentionnées, il n'a éprouvé de troubles particuliers du côté des sens, des viscères ou du système nerveux jusqu'au mois de mars 1888.

Le 8 mars 1888, Le Bl..., selon son habitude, se grisa outre mesure. Une fois satisfait, il se rendit sur le champ de foire et monta sur les chevaux de bois. Par suite du mouvement du manège ou de toute autre influence, il perdit l'équilibre et tomba. Il ignore sur quelle partie du corps a porté le traumatisme, voire même ce qu'il a fait ensuite. Toutefois, il croit pouvoir affirmer qu'il ne s'est pas couché sur le sol et qu'au moment où il a recouvré sa raison, il s'est trouvé marchant et avoir pris la route du Médoc. Chemin faisant, il s'aperçoit que son membre supérieur droit ne fonctionnait plus comme la veille, principalement l'avant-bras et la main, qui lui paraissaient très lourds et dont il ne pouvait se servir pour certains usages : c'est ainsi qu'il lui fut impossible de rouler une cigarette, de saisir son mouchoir ou tout autre objet. Outre cela, ces parties étaient le siège d'un fourmillement très fort. Il ne les sentait plus. Aussi était-il obligé de placer sa main et une partie de son avant-bras sous le devant de sa chemise, de manière à leur donner un point d'appui. Pour les mettre dans cette situation, il n'avait nul besoin de s'aider de la main gauche, mais il fallait qu'il les fixât du regard pour se rendre compte du mouvement qu'elles exécutaient et de la position qu'elles occupaient. L'épaule et le bras correspondants pouvaient encore obéir à la volonté, bien qu'ils ne fonctionnassent plus normalement et que leur sensibilité fût amoindrie. Cet état fut rapporté par notre malade à la chute qu'il pensait avoir faite la veille. Comptant sur une guérison rapide, il continua sa route pendant quarante-huit heures avec beaucoup de difficulté.

En présence de cet état, il se dirigea sur Bordeaux pour entrer à l'hôpital Saint-André où il est placé salle 15. Les notes qui nous ont été remises se résument à ce qui suit : A son arrivée, Le Bl... avait une paralysie complète des muscles de la main et de l'avant-bras droit, *fléchisseurs* comme *extenseurs*.

La main et les doigts étaient, le plus souvent, placés dans la flexion.

Les muscles du bras et de l'épaule du même côté se trouvaient dans un état de *parésie très prononcée.*

Le *membre inférieur droit* présentait également une parésie que le malade accusait sans que l'observateur y décelât rien de particulier.

L'hémianesthésie droite était complète. Un traitement électrothérapique prescrit aussitôt apporta de l'amélioration au bout de peu de temps. Le malade passe alors dans le service de M. le professeur Pitres, où nous l'examinons.

État actuel du 25 mars 1888. — Le Bl... est d'une taille assez élevée et moyennement musclé. Sans avoir jamais été d'une force considérable, il a pu néanmoins se livrer à des travaux pénibles jusqu'au moment de son accident.

La monoplégie a disparu en grande partie.

C'est ainsi que l'examen du *membre supérieur droit* décèle une liberté complète des mouvements volontaires de l'épaule, du bras et de l'avant-bras; seuls, la main et les doigts ne les ont pas encore recouvrés complètement. L'extension n'est possible qu'en partie, la flexion, au contraire, est plus facile; l'action des interosseux, des lombricaux et l'opposition du pouce aux autres doigts est normale, mais encore lente. Les saillies musculaires du membre entier sont normales. On ne constate pas d'amaigrissement.

Les *muscles de l'épaule et du bras* offrent une résistance facile à vaincre, lorsque, le malade les ayant mis dans une certaine position, l'observateur cherche à la détruire. L'avant-bras étant fléchi ou étendu sur le bras, on constate qu'il est facile de le changer de situation, malgré la résistance du sujet.

Les *extenseurs* et les *fléchisseurs* de la *main* et des *doigts* sont certainement les muscles les moins puissants.

En somme, le membre supérieur entier, mais plus spécialement l'avant-bras et le bras, se trouve dans un état de parésie très accentuée. Pas de douleurs musculaires provoquées ou spontanées. Pas de tremblement.

L'avant-bras, la main et les doigts sont le siège d'un engourdissement très prononcé. En outre, une pression un peu forte, au niveau du poignet, suscite une douleur profonde, qui ne survient jamais spontanément. L'articulation n'est pourtant le siège d'aucun craquement ni d'aucune tuméfaction indiquant qu'il existe une lésion. D'ailleurs, les mouvements volontaires s'effectuent sans douleur. Le malade suppose que cette douleur est due à la chute qu'il aurait faite le 8 mars.

Le 6 avril 1888, plus de douleur du poignet, mais la parésie persiste.

Le *sens musculaire* est bien conservé. Le malade, ayant les yeux fermés, porte aisément l'extrémité de l'index au lobule du nez, de même qu'il place les segments du membre supérieur droit dans la même position que ceux du côté gauche.

De plus, le malade ayant toujours les yeux fermés, reconnaît bien les objets que l'on place dans sa main. Cependant, tout en distinguant, par exemple, les pièces de monnaie, il ne sait en apprécier la valeur, ce qu'il fait parfaitement avec la main gauche.

Le *membre inférieur droit* ne présente qu'une faible diminution de volume comparativement au congénère opposé. Les *muscles* ne sont ni atrophiés ni amaigris, leur consistance est normale ainsi que leurs saillies. La *peau* ne présente aucune particularité spéciale.

Les *mouvements* sont libres et normaux.

La *résistance musculaire* est de beaucoup inférieure à celle du côté opposé, surtout quand, la jambe étant fléchie sur la cuisse, on essaie de détruire cette position.

Le *pied* mis dans l'extension ou dans la flexion conserve bien ces situations, quand l'observateur tente de les substituer l'une à l'autre.

Le *sens musculaire* est intact. Le malade, ayant les yeux fermés, saisit sans difficulté le talon ou toute autre partie indiquée, avec telle ou telle main.

Le Bl... ne rapporte pas cette parésie à la même époque que celle du membre supérieur droit. Il prétend qu'il a toujours été plus faible du membre inférieur droit; il s'en est aperçu souvent, soit pendant la marche, soit pendant son travail, mais jamais assez pour amener des chutes.

Pendant la marche, rien de particulier à signaler, le malade l'exécute les yeux fermés et ouverts sans aucune difficulté et tourne sur lui-même sans chanceler.

Les *membres supérieur* et *inférieur* gauches sont plus volumineux que les autres et leurs muscles ont une force de résistance tout à fait normale.

En fait de sensations particulières, Le Bl..... accuse dans les deux jambes des *crampes* presque intolérables, qui surgissent plus souvent la nuit que le jour et qui n'occupent jamais qu'un côté.

D'autre part, les régions plantaires sont, surtout celle de gauche, le siège de sensations de brûlures très accusées qui ne se manifestent que par intervalles.

Examen de la face. Quand on prie le malade de gonfler ses joues et de retenir l'air dans sa bouche, on s'aperçoit que les lèvres, du *côté gauche*, ne résistent pas très bien. De plus, Le Bl..... ne peut pas *siffler*.

Pas de déviation de la langue, de la bouche et du voile du palais.

Sensibilité. — Hypoesthésie *très prononcée* et *analgésie* du côté droit tout entier; celle-ci est plus prononcée encore au membre supérieur que sur tout autre point.

La piqûre est mieux perçue, en outre, sur la jambe droite.

La *langue* est hypoesthésique sur toute son étendue, de même que la partie supérieure du *pharynx*.

Depuis six mois environ, Le Bl..... est sujet à des *vertiges* qui le prennent subitement et durent trois quarts d'heure environ. Il voit tourner tous les objets qui sont autour de lui. Jusqu'à présent, ils n'ont jamais été suivis de chute. Il *rêve* toutes les nuits, surtout aux animaux *(serpents)*, parfois aussi qu'il tombe dans un puits.

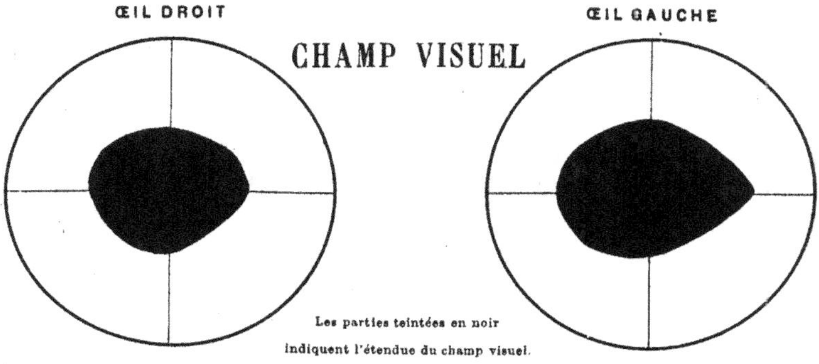

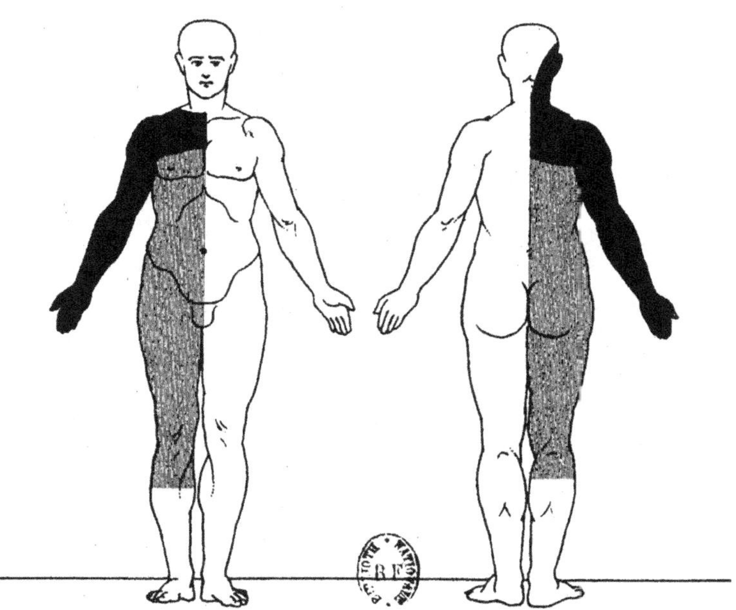

Observation III.

Le Ble ... Monoplégie hystérotraumatique du membre supérieur droit.

Les appareils *circulatoire* et *respiratoire* fonctionnent normalement. Pas d'athérome des artères superficielles. Digestions régulières. Jamais de crises convulsives.

Réflexes plantaires, normaux; rotuliens conservés; pharyngien aboli.

L'ouïe est bonne. Le champ visuel est rétréci concentriquement des deux côtés. Le goût, l'odorat et le toucher sont normaux.

Le 4 avril, les forces, mesurées au dynamomètre, sont : main droite, 6 kilog.; main gauche, 35 kilog.

Le 13 avril 1888, première séance d'aimant pendant une heure, l'instrument étant appliqué sur la face postérieure de l'avant-bras droit.

Après la séance, la sensibilité de tout le côté droit est considérablement revenue. C'est ainsi que tout point piqué est bien localisé par le malade.

Forces au dynamomètre. — Avant la séance : Main droite, 10; main gauche, 32. — *Après la séance :* Main droite, 23; main gauche, 40.

Le 17 avril, deuxième séance, dans les mêmes conditions que la précédente. Après la séance, sensibilité normale.

Forces au dynamomètre. — Avant la séance : Main droite, 21; main gauche, 39. — *Après la séance :* Main droite, 31; main gauche, 42.

Le malade demande à sortir le 18 avril 1888.

De même que dans l'observation précédente, il nous paraît bien difficile d'expliquer, dans celle-ci, le mécanisme qui a présidé à l'apparition de la monoplégie par les théories du choc ou de l'auto-suggestion. Certes, notre malade était dans les meilleures conditions du monde pour devenir hystérique. Fils d'un père ivrogne et d'une mère aliénée, il était depuis longtemps névropathe et cultivait, par les excès de tous genres auxquels il se livrait, les prédispositions morbides qu'il tenait de ses ascendants. A l'occasion d'un traumatisme insignifiant, il fait une paralysie hystérique. Cela n'a rien qui soit de nature à nous étonner si nous voulons nous en tenir à la constatation pure et simple des faits, puisque l'existence des paralysies hystérotraumatiques est au-dessus de toute contestation; mais si nous essayions de pénétrer dans le domaine des interprétations pathogéniques, nous serions fort embarrassé pour saisir le lien intermédiaire entre le traumatisme insignifiant de la veille et la paralysie persistante du lendemain.

Le cerveau de cet homme a-t-il été susceptible de laisser dominer toutes ses pensées et toute sa force par la seule préoccupation de l'effet qu'était capable de produire le choc? La chose nous paraît difficile à admettre. La chute s'est produite dans un moment où les facultés intellectuelles ne remplissaient que très incomplètement leurs fonctions, nous n'en voulons pour preuve que l'inconscience dans laquelle se trouvait notre individu au moment où il est tombé. En effet il ne s'est rendu compte de sa chute que par l'état de ses vêtements et les douleurs contuses qu'il ressentit le lendemain à son réveil. D'autre part, il constatait au même instant sa paralysie du bras et du membre inférieur correspondant.

La paralysie est donc survenue sans qu'il s'en fût rendu compte. Où trouver le moment où s'est produite l'auto-suggestion?

OBSERVATION IV (résumée) [1].

Monoplégie hystérotraumatique tenace du membre supérieur droit.

SOMMAIRE : Homme, vingt-quatre ans, sans hérédité névropathique.
En 1884, chute de cheval, fracture du radius. Lorsqu'on enlève l'appareil, le malade éprouve de la gêne dans les mouvements, se transformant plus tard en inertie absolue de tout le membre supérieur droit. Anesthésie en manche de veste. Sens musculaire aboli. Rétrécissement double du champ visuel. Perte du réflexe pharyngien. Persistance de la paralysie sans aucune modification depuis 1884.

Syl…, vingt-quatre ans, cavalier au 6e hussards. On ne retrouve dans les antécédents héréditaires aucune trace de nervosisme, pas plus que dans les antécédents personnels.

Le 8 mai 1884, cet homme fait une chute de cheval, à la suite de laquelle il a une fracture de la portion moyenne du radius droit.

On l'envoie à l'Hôpital militaire, où on lui applique un appareil plâtré, qu'il garde cinquante jours.

Au bout de ce laps de temps, on le lui enlève et on constate un peu de gêne des mouvements, qui se transforme bientôt en paralysie complète de tout le

(1) Cette observation a été publiée par M. Duponchel dans son travail sur l'hystérie dans l'armée (*Revue de médecine*, 1886). Depuis lors, le malade s'est présenté plusieurs fois à la consultation externe de M. Pitres. Nous ne ferons que résumer très brièvement la première partie de son histoire.

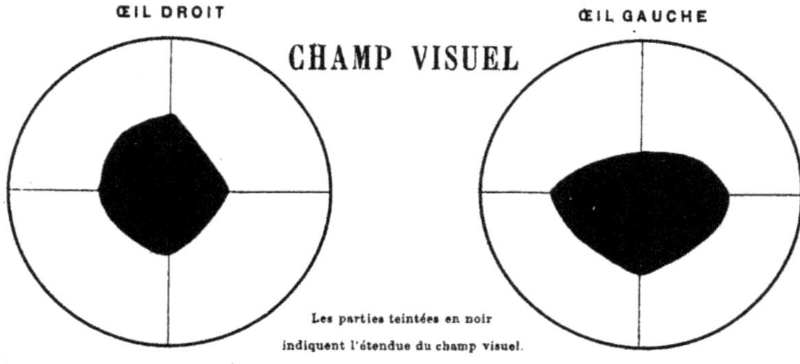

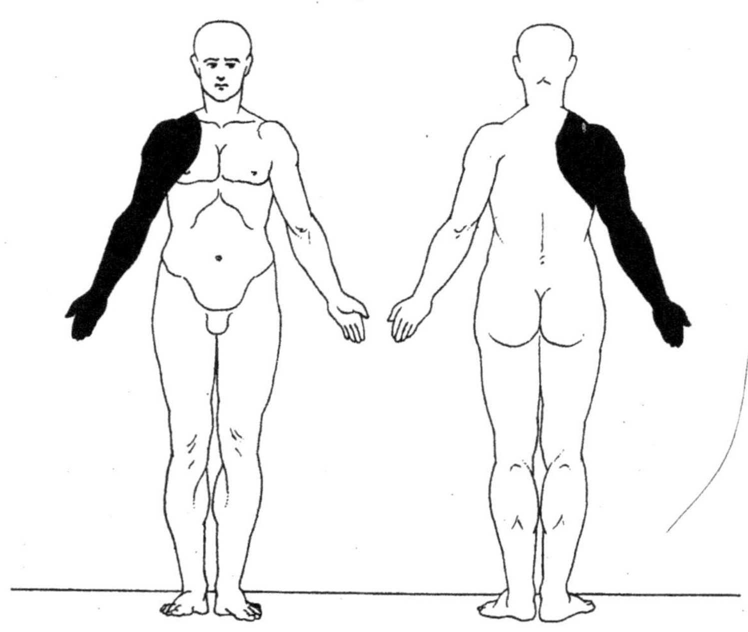

Les régions teintées en noir sont anesthésiques.

Observation IV.

Sylv . . Monoplégie hystérotraumatique du membre
supérieur droit.

membre. Envoyé en congé de convalescence de quatre mois, il ne surgit aucune amélioration dans le membre malade.

De retour à l'Hôpital militaire, le Dr Duponchel constate une paralysie complète du membre supérieur droit avec anesthésie correspondante. Les mouvements sont abolis. La sensibilité cutanée superficielle et profonde a disparu aussi bien à la piqûre qu'à la torsion des segments autour de leurs articulations. L'anesthésie affecte la forme dite en *manche de veste*. L'électricité n'est perçue sur aucune des parties anesthésiques, mais la contractilité musculaire est normale.

Sens musculaire aboli.

Rétrécissement du champ visuel du côté droit. Abolition du réflexe pharyngien, conservation des réflexes rotuliens et crémastériens.

Le 6 janvier 1887 (¹), l'inertie du membre supérieur droit est absolue. Tous les mouvements sont abolis. L'omoplate ne se détache pas du thorax en forme d'aile.

Pas de troubles trophiques musculaires ou autres.

Au niveau des saillies musculaires les plus prononcées, les dimensions donnent :

> Pour le membre supérieur droit : 28 centimètres au bras ; 27 centimètres
>   à l'avant-bras.
> Pour le membre supérieur gauche : 27 cent. 1/2 au bras ; 27 centimètres
>   à l'avant-bras.

L'anesthésie du membre supérieur droit est en forme de manche de veste.

La température de ce membre est manifestement plus basse que celle du congénère opposé. Le sens musculaire est aboli. La contracture n'a pu être produite ni par la percussion des muscles, ni par la piqûre du nerf cubital dans la gouttière olécrânienne, ni par la secousse brusque, ni par la ligature élastique.

Après ces différents exercices pratiqués sur les deux membres supérieurs, les forces dynamométriques sont les suivantes : main droite, 0 ; main gauche, 50 kilog.

Le lendemain, 7 janvier, le membre malade est mis en contact avec l'aimant pendant une heure et quart. Pas de modifications de la sensibilité ou du mouvement.

Le 9 janvier, des frictions électriques pratiquées sur la région fronto-temporale gauche, et une électrode placée en ce point et au niveau du poignet droit n'amènent aucun changement dans l'état du membre.

(¹) Notes postérieures à la première publication.

L'anesthésie n'a pas non plus disparu après l'application de quatre pièces d'or sur l'avant-bras.

Enfin l'hypnotisation a été absolument impossible ; le massage et la flagellation céphalique ont été sans résultats. A ce moment, l'esprit de Syl... était dans un état de tristesse peu ordinaire et son découragement fort grand devant l'impuissance des moyens mis en pratique. Aussi, pleurait-il et se désolait-il.

Le champ visuel est rétréci concentriquement des deux côtés.

La particularité la plus saillante de cette observation résulte de la longue durée de la paralysie. Depuis cinq ans, il ne s'est produit dans l'état du malade aucun changement. L'inertie du membre est aussi complète qu'en 1884, l'anesthésie aussi absolue. Aucun agent thérapeutique n'a réussi à modifier la situation. Et cependant il s'agit bien là d'une monoplégie hystérique, c'est-à-dire d'un accident curable, susceptible de disparaître peut-être subitement un jour ou l'autre à la suite de quelques pilules d'orviétan ou de quelques pratiques de sorcellerie. Il y a lieu de remarquer que Syl... est d'une tristesse profonde. Il se désole sans cesse de son infirmité et se préoccupe constamment de son avenir. Cet état mental joue un rôle d'une certaine importance dans le pronostic des accidents hystériques de l'homme. Quand il est bien marqué, la guérison est tardive et les moyens qui modifient souvent les paralysies dynamiques (tels que l'aimantation, la faradisation, etc.) restent inefficaces.

OBSERVATION V (personnelle).

Monoplégie hystérique du membre supérieur gauche.

SOMMAIRE : Homme, quarante et un ans, fils de père brutal et ivrogne. A eu dans sa jeunesse des accès de somnambulisme ; a fait des excès vénériens et alcooliques. De 1874 à 1888, a eu huit fois des hémiplégies hystériques du côté gauche ou des monoplégies du membre supérieur gauche. Stigmates hystériques nombreux. Hémianesthésie et anesthésie gauches. Rétrécissement concentrique des champs visuels. Abolition du réflexe pharyngien. Disparition de l'anesthésie et de la parésie sous l'influence de l'aimantation.

Rog... (Jules), quarante et un ans, journalier, né à Paris, est entré à l'hôpital Saint-André, salle 16, lit 33, service de M. le professeur Pitres, le 3 octobre 1888.

Antécédents héréditaires. — Le malade a été abandonné par ses parents à l'âge de trois ans. Il a entendu dire que son père était brutal et ivrogne. Il ne peut donner aucun renseignement sur sa mère.

Antécédents personnels. — A dix ans, scorbut suivi pendant deux ans d'une grande difficulté de la miction. Pas d'autres maladies graves durant l'enfance.

Rog... raconte qu'à l'âge de quatorze ans, il se levait souvent la nuit tout endormi et se livrait alors à telle ou telle occupation. Dans une circonstance, il a roulé du haut en bas d'un escalier et ne s'est réveillé qu'en arrivant à la dernière marche. Sa surprise fut alors très grande, mais ne l'empêcha pas de regagner son lit et de sommeiller jusqu'au lendemain. Cependant cette chute lui avait occasionné une petite plaie au niveau du bord inférieur gauche du maxillaire inférieur et le bris de quatre dents.

Son amour pour le travail n'avait d'égal que celui qu'il ressentait pour le coït. En effet, dès l'âge de onze ou douze ans, notre homme s'y livrait. Pas de masturbation.

A vingt et un ans (1868), Rog... est envoyé au 80° de ligne à Metz, où il lui est arrivé comme autrefois de se lever la nuit au milieu du sommeil. A son dire, il descendait ainsi dans la cour pour satisfaire à ses besoins, et des camarades le rencontrant le prenaient par le bras et le reconduisaient dans son lit. Il se réveillait au moment où on le touchait et éprouvait alors une sensation qu'il qualifie de « *trouble général* ». Toutefois si on le réveillait brusquement, *il tremblait de tout son corps.*

A vingt-trois ans, il fait la campagne de 1870, pendant laquelle il se livre à des excès de boisson, en particulier de l'eau-de-vie de betteraves, dont il buvait en moyenne un demi-litre par jour.

A dater de ce moment, les accès de somnambulisme ont disparu. Fait prisonnier, on l'envoie à Cassel, puis à Torgo, où il contracte des fièvres intermittentes sans complications.

Revenu en France en juin 1871, on l'expédie à Toulouse, puis à Guéret, où il entre à l'Hôpital militaire pour une fièvre continue ayant duré vingt jours. On lui signe alors un congé de convalescence de trois mois, après lesquels on l'envoie à Cherbourg. Là, il est repris de ses accès de fièvres intermittentes et entre à l'Hôpital militaire, où on lui prescrit l'hydrothérapie. D'après les récits de ses voisins, il aurait présenté des troubles intellectuels dont il ne s'est jamais rendu compte. On lui a raconté qu'une nuit il avait pris une canne et frappé sur son lit en criant comme s'il était entouré de bêtes sauvages. Après trois mois de séjour à l'hôpital, on l'a renvoyé dans ses foyers (mars 1873).

Dès lors, il entreprend des travaux de force. A vingt-sept ans (1874), il piochait la terre, lorsque tout son corps est couvert de sueurs froides, sa vue s'obscurcit, sa main gauche lâche l'outil qu'elle tenait et il tombe de son haut sur le sol. Il avait tout le côté gauche paralysé. Ses camarades arrivent et le transportent à l'hôpital de Besançon. Ses facultés intellectuelles étaient en grande partie conservées, car il s'est rendu compte de son état, de ce qu'on lui faisait et même a parlé à ceux qui l'entouraient. .

A l'hôpital de Besançon, on constata une hémiplégie et une hémianesthésie gauches, avec légère déviation de la bouche à droite et intégrité de la direction de la langue. Rien du côté facial supérieur. Intelligence et parole saines.

Au bout de quatre jours, le mouvement reparaissait dans le membre inférieur gauche, mais la marche restait impossible. Ce n'est que huit jours après que le malade put se lever et marcher à l'aide d'un bâton. La pointe du pied traînait sur le sol.

Un mois après l'accident, la marche était facile et normale.

Le membre supérieur gauche n'a recouvré ses fonctions que deux mois après l'attaque. La motricité s'est rétablie d'abord dans les doigts, puis à la main, à l'avant-bras, au bras et à l'épaule. Bien que le mouvement fût revenu dans les deux membres du côté gauche, notre homme n'a pu reprendre son travail que six mois après le jour de l'hémiplégie.

Il n'y a pas eu de contracture et la force n'est jamais revenue complètement.

Après un mois et demi de travail, il se place comme domestique dans un asile d'aliénés.

A trente ans (1877), un jour, en balayant un bureau, sa figure se couvre de sueurs froides, son estomac l'abandonne, il s'assied et son membre supérieur gauche tombe lourdement. Avec cela, il éprouve dans le côté gauche de la face et du crâne des douleurs lancinantes irradiant vers le cou. Pas de déviation des traits du visage, de la langue, pas plus que de paralysie dans les autres membres. Il parlait sans difficulté. Pour calmer ses douleurs, on lui injecta un centigramme de morphine et on le dirigea vers l'hôpital de Dijon, où on lui prescrivit des douches et du bromure.

Les mouvements volontaires reparurent au bout de vingt jours et le travail ne fut possible qu'un mois après.

Trente-deux ans (1879). En travaillant la terre, affaiblissement subit et très accentué de son membre supérieur gauche, accompagné des douleurs lancinantes de la face beaucoup plus fortes qu'autrefois et atteignant leur maximum d'intensité la nuit. Elles ont duré un mois et demi et ne se calmaient qu'avec des injections hypodermiques de morphine. La parésie brachiale gauche s'était dissipée au bout de quinze jours.

En 1881 (trente-quatre ans), il vient à Bordeaux et entre à l'hôpital Saint-André, salle 12, pour sa névralgie faciale, qui ne persiste que douze jours. Il remplit alors le rôle d'infirmier et, plus tard, va travailler en ville.

En 1883 (trente-six ans), il est repris de sa céphalalgie et d'une parésie extrême du membre supérieur gauche, qui l'obligent à retourner à l'hôpital Saint-André, salle 19. Sa névralgie faciale fut alors si forte que la mastication ne se fit pas de quarante jours. Après ce laps de temps, il se place comme domestique dans une maison bourgeoise à Lyon.

En 1884 (trente-sept ans), il est encore repris par ses maux de tête et par une perte considérable de force dans son membre supérieur gauche. La motricité était conservée, mais la main ne pouvait tenir aucun objet, bien qu'exécutant les mouvements volontaires.

En 1885 (trente-huit ans), nouvelle crise névralgique de la face et du cou, avec légère parésie du membre supérieur gauche ayant disparu au bout d'un mois et demi.

En septembre 1888 (quarante-un ans), il revenait à l'hôpital Saint-André, salle 16, pour sa névralgie faciale et un affaiblissement notable du membre supérieur gauche.

Les mouvements volontaires s'exécutaient sans difficulté, mais la main ne pouvait tenir aucun objet.

L'hémianesthésie gauche était à peu près complète.

Le sens musculaire était conservé. L'*aimant*, appliqué pendant une heure, n'a apporté aucune modification dans l'état de la sensibilité.

Seules, des pièces d'or appliquées en certains points y ont ramené la sensibilité normale pendant quelque temps.

Si nous résumons les antécédents de notre malade, nous voyons ce qui suit :

Jusqu'en 1871, somnambulisme.

En 1874 (vingt-sept ans), hémiplégie et hémianestésie gauches.

En 1877 (trente ans), monoplégie brachiale gauche et névralgie faciale du même côté.

En 1879 (trente-deux ans), monoparésie du bras gauche avec névralgie faciale.

En 1881 (trente-quatre ans), névralgie faciale gauche.

En 1883 (trente-six ans), monoparésie brachiale gauche avec névralgie faciale du même côté.

En 1884 (trente-sept ans), monoparésie brachiale gauche avec céphalalgie du côté correspondant.

En 1885 (trente-huit ans), idem.

En 1888 (quarante et un ans), idem.

Ce qui fait huit crises névralgiques de la face, une hémiplégie et hémianesthésie gauches et six monoparésies brachiales gauches.

Les crises que nous venons de résumer se sont toujours manifestées subitement sans prodromes et sans perte de connaissance. Les mouvements volontaires ont été parfois conservés dans le bras, mais la force était abolie.

Les douleurs faciales avaient pour siège le côté gauche de la face et du crâne. Partant de l'articulation temporo-maxillaire, elles se dirigeaient vers l'œil gauche et décrivaient une courbe qui se rendait à l'apophyse mastoïde correspondante, en passant par la partie supérieure de la région temporale. Elles revêtaient le type lancinant et ne cédaient qu'aux injections hypodermiques de morphine.

Avant d'aller plus loin, disons qu'il n'existe pas de traces de syphilis.

Par suite d'un transeat, le malade passe de la salle 15 dans le service de M. le professeur Pitres, salle 16, lit 32.

État actuel, le 23 novembre 1888. — Rog... est un homme dé petite taille, d'un embonpoint très convenable et d'une intelligence moyenne. Sa parole est légèrement saccadée et ses réponses sont brusques. Il nous dit qu'il a toujours été violent et irritable.

Il a beaucoup de cauchemars pendant son sommeil. Il rêve qu'il est entouré de bêtes de tous genres en voulant à son existence, ou bien qu'il va tomber dans un précipice.

Son membre supérieur gauche ne présente qu'un certain degré de parésie, car il résiste assez bien aux efforts pratiqués par l'observateur pour lui faire changer de position. Les mouvements synergiques sont intacts. Pas d'atrophie musculaire ni de tremblement.

Force au dynamomètre : main droite, 33 ; main gauche, 15.

La névralgie faciale a disparu, elle se manifeste de temps à autre par de petites douleurs sourdes et lancinantes. On les réveille quelque peu en pressant en avant du conduit auditif externe et des trous sus et sous-orbitaires.

Sensibilité cutanée. — Grandes plaques d'anesthésie et d'hypoesthésie, sur tout le côté gauche du corps et de la face.

Sensibilité des muqueuses. — Hémianesthésie gauche.

Le *sens musculaire* est intact.

Le cœur, les poumons, l'estomac, les reins fonctionnent normalement.

Vue normale. Pas d'achromatopsie. — Rétrécissement concentrique du champ visuel, surtout à gauche. La pupille gauche est légèrement plus dilatée que la droite.

Le malade nous dit que l'œil gauche est atteint d'un larmoiement intermittent qui se manifeste surtout lors des crises névralgiques de la face.

Les *réflexes pupillaires* à l'accommodation et à la lumière sont normaux.

Odorat, goût et ouïe intacts.

Réflexes. — Rotuliens, normaux ; plantaires, abolis ; testiculaires et de Rosenbach, nuls ; pharyngien, aboli.

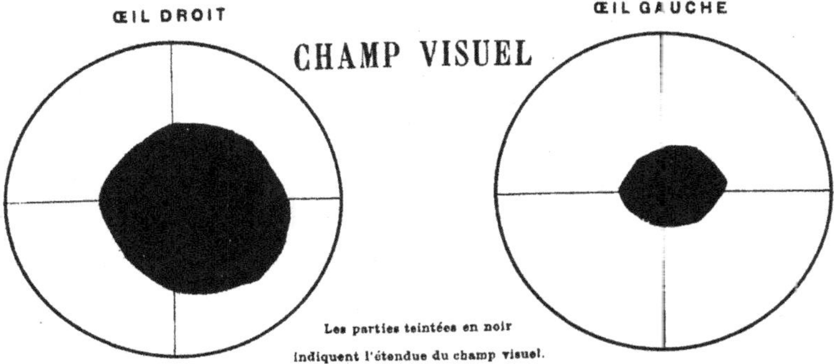

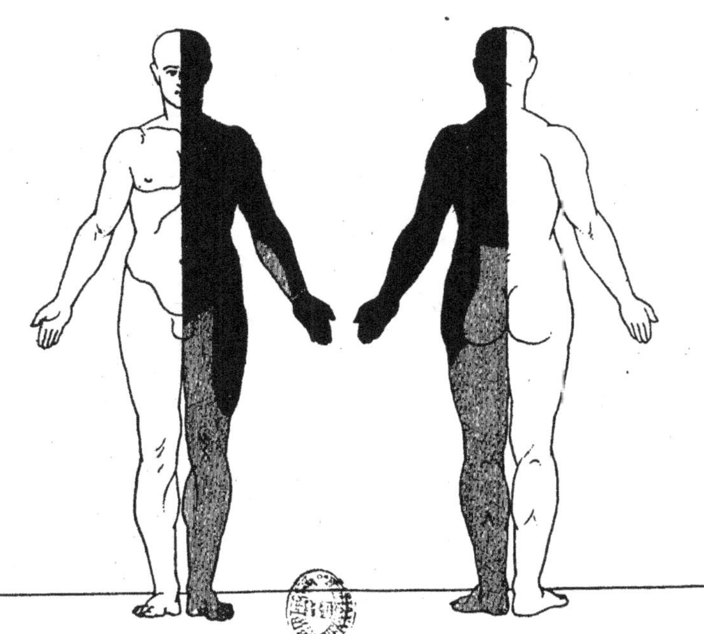

Observation V.

Rog... Monoplégie du membre supérieur gauche.

Le traitement indiqué a consisté tout d'abord en quinine, antipyrine, aconitine, etc., pour calmer la névralgie. Seules, les injections hypodermiques de morphine ont amené du soulagement.

Au bout de quatre séances d'aimant, ayant duré chacune un quart d'heure, nous avons constaté que la sensibilité était redevenue normale, surtout du côté gauche, et qu'au dynamomètre le malade donnait : main droite, 40; main gauche, 37. On lui fait alors prendre des douches et lorsque le malade est parti, il donnait : main droite, 45; main gauche, 40.

L'histoire de ce malade est surtout curieuse par les récidives fréquentes des accidents paralytiques d'origine hystérique. A huit reprises différentes et sans cause occasionnelle, autre que l'ivrognerie, Rog... a été frappé d'hémiplégie gauche ou de monoplégie du membre supérieur gauche. La nature de ces accidents ne saurait être sérieusement contestée. Si, après l'examen du malade, il avait pu rester quelques doutes, ils se seraient dissipés après l'action curative de l'aimantation.

Observation VI (1).

Parésie hystérique du membre supérieur gauche.

Sommaire : Homme, trente-trois ans, fils d'un père très violent, est lui-même très irritable et très émotif. Après une émotion morale vive, il éprouve de la douleur au moignon de l'épaule gauche et de la faiblesse de tout ce membre. Réactions électriques normales. Anesthésie en manche de chemise; analgésie des conjonctives. Rétrécissement concentrique des deux champs visuels. État stationnaire, malgré l'aimantation et les autres traitements employés.

Lar..., trente-trois ans, employé de commerce, entré à l'hôpital Saint-André ls 20 mai 1887, salle 14, service de M. le professeur Vergely.

Antécédents héréditaires. — Père, très emporté et très irritable, mort d'apoplexie à soixante-huit ans. Mère, morte de tumeur cancéreuse à soixante-sept ans, n'ayant jamais présenté de troubles du côté de son système nerveux. Frère, âgé de trente-cinq ans, bien portant, mais très violent. Sœur sujette à des vomissements de sang; on ne sait pas s'ils coïncident avec les époques menstruelles.

(1) Cette observation a été recueillie par le Dr Aucné, pendant un séjour que fit le malade dans le service de M. le professeur Vergely, avant son passage dans le service de M. le professeur Pitres.

Antécédents personnels. — Dans sa première enfance, Lar... ne fit aucu
maladie sérieuse. A huit ans, il eut une pneumonie. Depuis cette époque, il e
sujet à des accès de toux, suivis d'expectoration muco-purulente au nombre
quatre ou cinq par jour. En hiver, la toux et l'expectoration sont pl
abondantes.

Malgré ces symptômes, la santé se maintient assez bonne pendant un gra
nombre d'années. Lar... menait d'ailleurs une vie extrêmement régulière. Il
toujours été très impressionnable, très irritable ; mais il n'a jamais eu de cris
nerveuses ou de crises convulsives. Disons de plus qu'il n'a jamais présen
d'accidents syphilitiques.

Lar... a eu deux enfants ; l'un d'eux est bien portant ; l'autre est mort à l'à
de trois ans et demi, après avoir présenté des symptômes de méning
tuberculeuse, d'après le médecin traitant.

Les accès de toux auxquels il était sujet et que nous avons décrits ci-dessu
s'accompagnèrent plus tard d'hémoptysies qui devinrent peu à peu de plus
plus fréquentes. Le malade maigrit ; ses forces diminuèrent ; des sueu
nocturnes abondantes apparurent et les accès de toux s'accompagnère
fréquemment de vertiges. C'est pour ces accidents qu'il entra à l'hôpital
mai 1887.

Quelques jours après (11 mai), le malade sort de l'hôpital pour se rend
auprès de sa fille malade. Il assiste à ses derniers moments, ce qui lui cau
une émotion extrêmement vive. Au même moment surviennent des hém
ptysies, mais le sang n'est craché qu'en assez petite quantité. Lar... entr
l'hôpital et, au bout de quelques jours, malgré l'amélioration de son é
général et la disparition des hémoptysies, surviennent les accidents suivants

Le 25 mai, il ressent, pour la première fois et sans motif appréciable, u
douleur localisée au moignon de l'épaule gauche et ne se manifestant q
l'occasion des mouvements du bras correspondant. D'abord localisée à la régi
du grand pectoral et du deltoïde, cette douleur, sourde, s'étend bientôt à t
le membre supérieur gauche.

Ce membre supérieur gauche ne présente à l'inspection ni troubles tropl
ques, ni troubles vaso-moteurs. Il ne présente de même ni atrophie ni am
grissement puisque les mensurations faites en divers points du bras,
l'avant-bras et celles faites aux points correspondants du membre opposé
donné absolument les mêmes résultats.

Les masses musculaires ne sont douloureuses ni à la pression ni à la torsi
forcée. Les mouvements ne provoquent non plus aucune douleur articulai
La parésie est généralisée à tous les muscles sans exception. Néanmoins, t
les mouvements volontaires sont possibles. On ne peut pas provoquer
contracture par le lien élastique ou des secousses répétées.

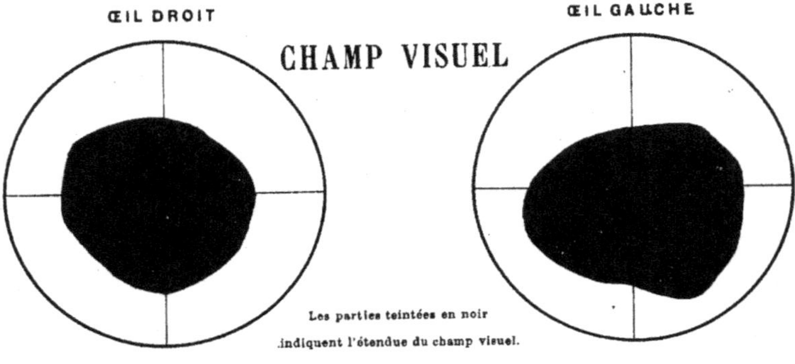

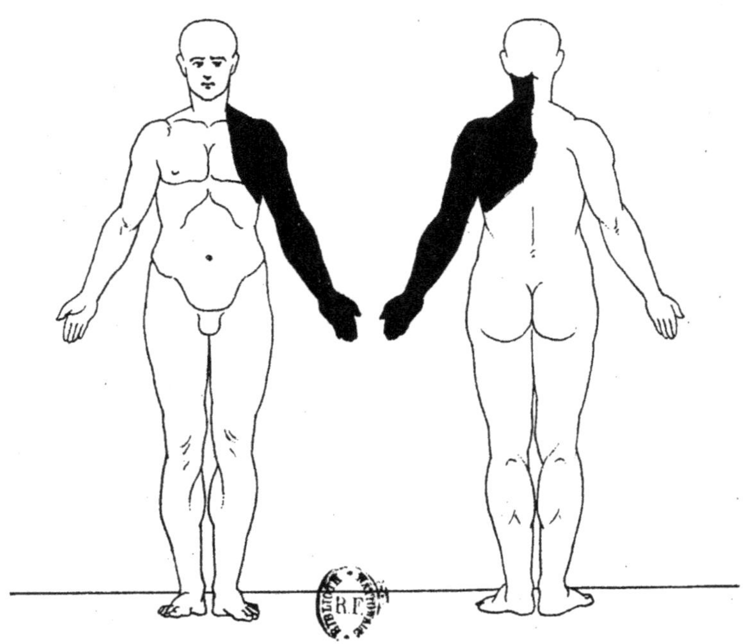

Les régions teintées en noir sont anesthésiques.

Observation VI

Lar .. Monoplégie du membre supérieur gauche.

Au dynamomètre, on trouve pour le membre supérieur gauche une force de 24 kilog.; pour le droit, 39 kilog.

La contractilité musculaire est normale à tous les courants électriques et on ne trouve point la réaction de dégénérescence.

La sensibilité du membre supérieur gauche se réduit aux renseignements suivants :

La piqûre d'épingle n'est ni perçue, ni douloureuse.

Le malade sent la traction des poils, mais cette traction n'est pas douloureuse. La sensibilité tactile est abolie, le malade méconnaissant la forme, la résistance des objets mis en contact avec la face palmaire de la main.

Le sens de la position du membre est perdu.

L'examen minutieux de toutes les autres régions ne décèle aucune anomalie.

L'examen de l'appareil respiratoire montre, à l'auscultation des poumons, des signes non douteux de l'induration des deux sommets.

Sens. — En ce qui concerne l'œil, on peut introduire dans les culs-de-sac conjonctivaux des objets tels que : un stylet, la pointe d'une épingle, sans occasionner de douleur. La piqûre n'est sentie ni sur la conjonctive oculaire ni sur la conjonctive palpébrale.

Le champ visuel est notablement rétréci des deux côtés.

Le réflexe pupillaire se produit normalement quand on pique, soit les zones anesthésiques, soit les zones sensibles. Le réflexe pharyngien est normal.

Les muqueuses nasale, buccale et des conduits auditifs ont conservé leur sensibilité normale.

Aucune modification n'a pu être apportée, soit dans la sensibilité, soit dans la motricité, par les séances d'aimant, les frictions mercurielles, les métaux, l'électricité.

M. le Dr Auché, qui a revu ce malade plusieurs mois après sa sortie de l'hôpital Saint-André, nous a dit l'avoir trouvé dans le même état.

Réflexions. — De toutes nos observations de monoplégies hystériques, celle qu'on vient de lire est la moins nette. Aussi nous semble-t-il bon de résumer en quelques lignes les preuves qui nous ont poussé à la considérer comme purement fonctionnelle.

Notre malade appartient bien certainement à une famille de névropathes. Issu d'un père violent, il a un frère très emporté et une sœur sujette à des vomissements de sang, très probablement hystériques. Lui-même a toujours été irritable et émotif.

Le fait suivant en est une preuve.

Quelques jours avant l'apparition des troubles moteurs et sensitifs qui sont signalés dans l'observation, notre homme avait assisté à la mort et aux obsèques de son enfant, d'où *émotion très violente*, étiologie qui joue souvent un rôle dans la production des accidents hystériques.

Peu de temps après sont survenues tout d'un coup et sans cause appréciable, dit M. Auché, une parésie et une anesthésie limitées au membre supérieur gauche, le tout accompagné de douleurs spontanées, mais qu'aucune des excitations ne put modifier.

Avec cela, perte absolue du sens musculaire, conservation de la contractilité des courants faradiques, pas de réactions de dégénérescence, pas de troubles trophiques ou vaso-moteurs, rétrécissement notable du champ visuel, analgésie complète des conjonctives.

Rien du côté de la face, ni ailleurs.

Par cette énumération de signes, on voit que la plupart plaident en faveur de l'hystérie. Une lésion organique cérébrale, médullaire ou périphérique n'est certainement pas explicable, car, faits importants signalés par plusieurs auteurs et surtout par Charcot, les monoplégies d'origine corticale sont accompagnées de troubles du côté de la face, de contracture dans un bon nombre de cas, ou tout au moins de changements du côté des réflexes patellaires. De plus, dans ces mêmes cas, le sens musculaire est presque entièrement conservé, et l'anesthésie de la peau ou des régions profondes n'est jamais aussi accentuée, aussi étendue et aussi nettement limitée que dans l'hystérie.

Serait-ce une lésion du plexus brachial? La disposition de l'anesthésie correspond-elle à la distribution de ses nerfs? Nous ne le croyons pas, et, d'autre part, comment expliquerait-on, avec l'une et l'autre de ces hypothèses, la conservation du toucher combinée à l'analgésie?

En l'état actuel de nos connaissances, il ne paraît donc pas possible de rattacher à une autre maladie qu'à l'hystérie l'ensemble des symptômes sensitifs et moteurs constatés chez notre sujet.

L'impuissance des agents divers employés pour ramener les fonctions motrices et sensitives est expliquée, à notre avis, par l'état mental. Le malade était d'un caractère sombre, morose, inquiet; il appartient à la classe des hystériques tristes. Aussi doit-il être rapproché du sujet de l'observation IV et vient-il confirmer ce que nous disions, à savoir que les monoplégies hystériques sont plus tenaces et plus persistantes chez les sujets tristes que chez les sujets gais et expansifs.

OBSERVATION VII.

[Due à l'obligeance de notre ami LAMACQ, interne de M. le professeur Pitres (1890)].

Monoplégie brachiale gauche.

SOMMAIRE : Homme, quarante ans, fils de père alcoolique. Crise convulsive à trente-deux ans avec perte de connaissance. Albuminurie à trente-neuf ans. A quarante ans, anesthésie de la face, du bras et du tronc du côté gauche avec paralysie brachiale gauche. La paralysie se dissipe en partie, puis complètement. Champ visuel rétréci concentriquement des deux côtés. Abolition de l'odorat et du goût sur le côté gauche de la langue.

De... (Ernest), quarante ans, cordonnier.

Antécédents héréditaires. — Père mort à soixante-dix-neuf ans; alcoolique invétéré, il avait un caractère paisible. Mère encore vivante, âgée de soixante-dix-huit ans, d'un caractère doux et tranquille, elle n'a jamais eu de crises nerveuses.

Les cinq frères et les deux sœurs de De... sont en bonne santé, sauf l'un d'eux qui a des migraines violentes et très fréquentes.

Antécédents personnels. — A dix ans, il commence à souffrir de la migraine deux ou trois fois par semaine jusqu'à l'âge de trente-neuf ans.

En 1869, chancre mou à la verge. Il n'a jamais souffert de rhumatismes ni de névralgies.

A trente-deux ans, il a deux violentes crises nerveuses avec perte de connaissance, à la suite d'une dispute. Cependant, il avait un caractère paisible. Il n'a jamais eu d'autre crise.

A trente-neuf ans, le 2 mai 1888, se déclare, sans cause apparente, un œdème qui débute par les deux bras. En deux jours ils avaient triplé de volume. Il disparaît en cinq jours pour se montrer; quelque temps après, aux deux pieds. Localisé d'abord aux orteils, il gagne successivement les malléoles,

les jambes, les cuisses, le tronc, les membres supérieurs et la figure en quatre jours. Cet anasarque disparaît en vingt-quatre jours sous l'influence du régime lacté. Le diagnostic de néphrite est porté par M. le professeur agrégé Moussous, alors chargé du service de M. le professeur Pitres.

A partir du 12 août 1889, De... fut pris de nausées et de vomissements aussitôt après l'ingestion des aliments. En même temps, douleurs dans la région dorso-lombaire, exaspérées par la pression.

Le 22 août 1889, De... fut subitement pris d'anesthésie du bras gauche et du même côté du tronc et de la face dans les circonstances suivantes :

Il fumait une cigarette, le coude gauche appuyé sur le dossier d'une chaise, lorsque, à un moment donné, sans éprouver absolument rien, il laisse tomber sa cigarette. Il veut la ramasser de sa main gauche, étend le bras sans difficulté, mais quand il veut saisir la cigarette, il ne peut y parvenir ni même redresser son bras qu'il sentait pendre inerte. Il saisit sa main gauche avec la droite et constate l'anesthésie dont elle est atteinte, cette anesthésie s'étendait jusqu'à l'épaule. Le membre supérieur a gardé pendant cinq ou six jours une couleur violacée. Elle a disparu d'abord du côté externe devenu promptement normal. Les doigts de la main gauche ne pouvaient se fermer seuls, et la main droite ne parvenait que difficilement à les fléchir, ils se redressaient aussitôt comme un ressort. Le poignet et l'avant-bras étaient entièrement inertes.

Trois jours après, la sensibilité et le mouvement revenaient peu à peu au pouce, à l'index et au médius, à la partie externe de l'avant-bras, du bras jusqu'à l'épaule. Le 27 août, le mouvement revenait à l'annulaire et au petit doigt, mais l'anesthésie restait complète. Le 28 août, au matin, à son réveil, De... est tout surpris de voir qu'il peut très bien remuer le bras gauche.

Il ne s'était pas encore aperçu de l'anesthésie du côté gauche du tronc. C'est M. le professeur agrégé Dubreuilh qui la lui fit remarquer. Le membre inférieur gauche a toujours été indemne.

De... entre le 31 août à l'hôpital, non pour son anesthésie, mais pour les douleurs lombaires et les vomissements.

État actuel, le 30 novembre 1889. — Le malade présente un visage fatigué, pâle, l'air préoccupé. Le bras gauche paraît encore un peu atrophié. M. le Dr Dubreuilh avait déjà noté cette atrophie qui s'est beaucoup améliorée sous l'influence du traitement électrique. La consistance des muscles du bras paraît diminuée; la région deltoïdienne est aplatie. La circonférence du bras gauche a un centimètre de moins que celle du bras droit.

Il y a un écart considérable entre les forces dynamométriques des deux mains. Ainsi, le 29 novembre :

Membre supérieur droit ...... 47 kilog.
Membre supérieur gauche ..... 7 kilog.

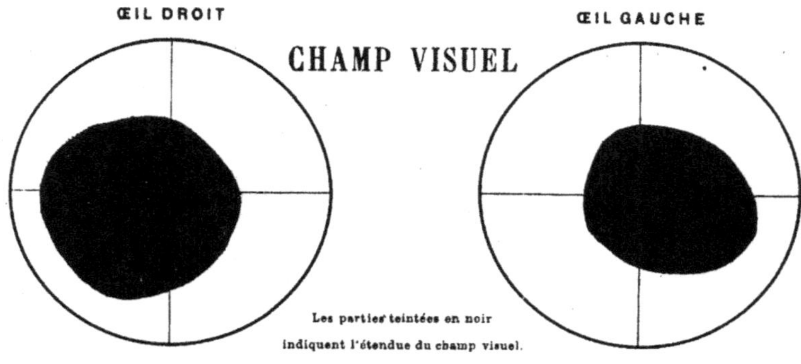

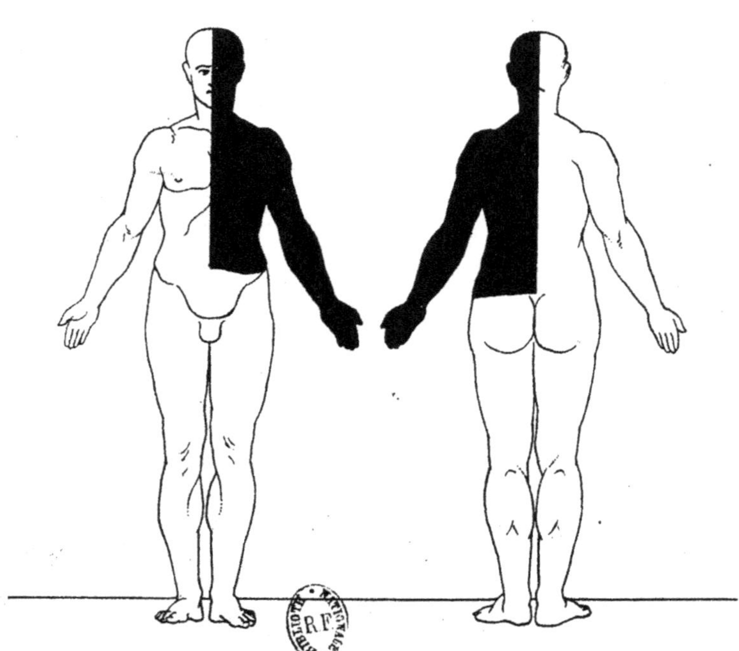

Observation VII.

De ... Monoplégie brachiale du côté gauche.

Mais l'annulaire et le petit doigt sont seuls affaiblis. Leur pression est insensible à la main. Leurs mouvements d'extension et de flexion s'exécutent facilement.

Sensibilité. — Il n'y a pas de zone spasmogène. Les conjonctives sont sensibles.

La sensibilité cutanée est abolie totalement sur toute une région du corps qui occupe la moitié gauche de la tête et du tronc jusqu'à une ligne horizontale située un peu au-dessous de l'ombilic. Le bras gauche est aussi anesthésique, sauf une bande qui s'étend sur la moitié externe du bras, de l'avant-bras et les trois doigts externes, où les excitations sont très faiblement accusées.

Cette anesthésie est complète et totale. Le malade ne sent pas la piqûre, le contact, la température en ces points. L'électricité non plus.

Le sens musculaire est aboli dans les régions anesthésiques. Les membres supérieurs sont affectés d'un tremblement vibratoire qui disparaît par moment.

Vue. — Champ visuel rétréci concentriquement des deux côtés.

Ouïe. — Normale.

Odorat. — Aucune odeur n'est perçue du côté gauche.

Le *goût* est complètement aboli sur le côté gauche de la langue.

Tous les réflexes sont conservés.

Le 9 décembre 1889 De... a eu une attaque brusque de contracture généralisée. Cette contracture a cédé rapidement à la pression testiculaire.

Ces crises se sont renouvelées les 13 et 20 décembre, puis ont fait place à une céphalalgie violente qui affecte beaucoup le malade.

Cette observation présente absolument tous les caractères de la paralysie fonctionnelle. Son agent provocateur nous paraît être la néphrite dont le malade était atteint au moment où les troubles moteurs et sensitifs sont survenus.

OBSERVATION VIII (résumée).

Monoplégie hystérique du membre supérieur gauche avec atrophie musculaire.

Le malade qui fait l'objet de cette observation est un nommé Cab..., âgé de vingt et un ans, marin, qui est entré à l'hôpital Saint-André de Bordeaux le 12 juillet 1886, après avoir été traité quelques mois auparavant dans le service de M. Charcot, à la Salpêtrière, pour une monoplégie hystérique du membre supérieur gauche, accompagnée d'une atrophie notable du membre paralysé.

Son histoire a été recueillie et publiée par M. Babinsky, dans son travail sur les atrophies musculaires hystériques, dans les *Archives de neurologie* de 1886. Pendant son séjour à l'hôpital Saint-André de Bordeaux, Cab... a présenté des phénomènes très nets de paralysie de la conscience musculaire du membre supérieur gauche. Ces phénomènes ont été relatés par M. Pitres dans ses *Leçons sur les anesthésies hystériques* (p. 74).

Il nous paraît inutile de reproduire ici tous les détails de la longue observation de ce malade, et nous nous contenterons d'en indiquer les principaux épisodes sous la forme d'un résumé très succinct.

Antécédents héréditaires. — Grand-père maternel très violent, mort d'apoplexie à soixante-trois ans. Père, âgé de cinquante-trois ans, bien portant. Mère très emportée, âgée de cinquante-six ans, a été enfermée pendant quelques mois dans une maison d'aliénées. Sept frères bien portants, mais d'une grande vivacité de caractère.

Antécédents personnels. — A l'âge de quatorze ans, Cab... a eu des hoquets persistants. Il a eu souvent des hémorragies semblables à celles de sa mère. Engagé volontaire dans la légion étrangère, il a été blessé au Tonkin à la région temporale gauche. Quelques mois après, il a commencé à avoir des attaques convulsives suivies tantôt de mutisme, tantôt de cécité, tantôt de paralysies plus ou moins persistantes du membre supérieur gauche. C'est une de ces paralysies, accompagnée d'atrophie musculaire, qui a été étudiée, à Paris, par M. Babinsky.

État actuel en août 1886. — Quand nous voyons le malade, il est toujours sujet à des attaques convulsives franchement hystériques. Il a une zone spasmogène très excitable au niveau de la septième vertèbre cervicale. Après une de ces attaques, il présenta une paralysie de la conscience musculaire du membre supérieur gauche qui dura plusieurs semaines. Il est habituellement hémianesthésique du côté gauche. Les deux champs visuels sont rétrécis concentriquement. Le réflexe pharyngien est aboli. Traitement hydrothérapique. Amélioration notable. Le malade quitte l'hôpital au mois de septembre avec l'intention de retourner à Paris.

L'atrophie musculaire est une des complications possibles des paralysies hystériques. Elle a été très marquée chez Cab..., mais elle disparaît avec une remarquable rapidité aussitôt que la paralysie guérit. C'est ce qui s'est passé chez notre malade.

Quand il est entré à l'hôpital Saint-André, il n'existait plus trace de l'atrophie constatée quelques semaines auparavant à la Salpêtrière. Notons en passant que cette atrophie n'est pas en rapport avec l'intensité ou avec la durée des phénomènes paralytiques. Chez Sylv... par exemple (obs. IV), nous avons vu une paralysie absolue du membre supérieur droit, durant depuis cinq ans et ne s'accompagnant pas de diminution notable du volume des muscles paralysés.

OBSERVATION IX (personnelle).

Hémiplégie hystérique du côté gauche avec hémispasme glosso-labié.

SOMMAIRE : Jeune homme, dix-neuf ans, fils de père et de mère très emportés. Placé à onze ans dans une imprimerie, il a plusieurs accès de coliques de plomb. A dix-sept ans, déviation de la bouche à droite. A dix-huit ans, après une chute, parésie notable du membre supérieur gauche avec anesthésie de ce membre. A dix-neuf ans, la parésie s'étend au membre inférieur, de telle sorte que l'hémiplégie est complète. En même temps, hémihypoesthésie gauche, rétrécissement des champs visuels, abolition du réflexe pharyngien. Amélioration rapide sous l'influence de l'hydrothérapie et de l'électrisation (1).

Mer..., âgé de dix-neuf ans, exerçant la profession d'imprimeur, entre le 7 mai 1889, salle 16, lit 39, service de M. le professeur Pitres, pour une hémiplégie gauche.

Antécédents héréditaires. — Grand-père paternel inconnu. Grand'mère paternelle morte à soixante-douze ans, de vieillesse.

Grand-père maternel mort à soixante-douze ans, d'une affection cardiaque. Très violent.

Père, âgé de cinquante-cinq ans, bien portant. Très vif.

Mère, âgée de quarante-six ans, bien portante. Très vive.

Un frère du malade, âgé de vingt-quatre ans, se porte bien, mais a été sujet aux convulsions dans le bas âge.

Antécédents personnels. — Le malade n'a pas eu de convulsions pendant

(1) Ce malade a été présenté par nous à la Société d'Anatomie et de Physiologie de Bordeaux, dans la séance du 15 avril 1889.

son enfance; en fait d'affections du bas âge, il n'a eu que la rougeole et la
varioloïde.

A onze ans, il est placé comme apprenti dans une grande imprimerie, où on
lui fait bronzer du papier. Six mois après, il a des coliques très violentes,
accompagnées de constipation opiniâtre. Ces coliques, qui coïncidaient toujours
avec un surcroît de bronzage, ont persisté pendant plus de trois ans. En outre,
notre jeune homme rapporte avoir eu des *vertiges* fréquents, qui auraient été
suivis de chute s'il ne s'était appuyé. Pas de tremblement ni de paralysie des
extenseurs, mais liseré sur les gencives.

A onze ans, attaque de rhumatisme articulaire aigu sans complications.

A quinze ans, notre jeune homme nous dit avoir été réveillé subitement pendant une nuit par une douleur très vive, sans irradiation, qu'il ressentait au
niveau du pli de l'aine droite. A son dire, elle était provoquée par son testicule
droit remonté dans l'anneau inguinal. Cet accident lui est arrivé quatre ou
cinq fois, la plupart du temps au milieu de la nuit.

Pour faire disparaitre la douleur, il n'avait, dit-il, qu'à se raidir autant que
possible, en ayant soin de porter le tronc en arrière (?) ou bien à se frictionner
fortement la partie douloureuse.

A dix-sept ans, c'est-à-dire en mai 1887, la mère du malade s'est aperçue que
son fils avait la bouche complètement tournée à droite. La cause de cet accident
semble être un simple refroidissement. Il ne peut nous donner de renseignements sur l'état de sa langue. La parole était absolument normale, la voix n'a
jamais été nasonnée. La déglutition, en revanche, ne s'exécutait pas normalement. Ainsi, pour avaler les liquides, le malade était obligé de faire des efforts
très prononcés et de prêter une grande attention pour ne pas s'engouer.
C'est pour cela qu'il ne buvait que par petites gorgées. Les solides étaient plus
aisément déglutis.

Nous avons essayé de savoir si la déviation de la bouche était due à un
spasme musculaire ou à une paralysie du côté opposé. Or, le malade nous a
répondu que, du côté droit, il sentait sa bouche fortement tirée. Jamais il n'a
eu conscience que le côté gauche fût flasque; d'ailleurs, il pouvait siffler et
retenir l'air quand il gonflait ses joues. La salivation était si abondante que,
parfois, le liquide s'écoulait par le côté gauche de la bouche.

L'occlusion des paupières de l'œil gauche était fort incomplète. Mais cette
parésie n'est survenue que quinze jours après la déviation de la bouche.

Mai 1888 (dix-huit ans). — Cet état persistait depuis un an, lorsque notre
sujet fit une chute du haut d'une échelle (de deux mètres environ). Il tomba
sur le sol à plat ventre. Les conséquences immédiates se réduisirent à quelques
écorchures superficielles des deux genoux et à une petite faiblesse, sans perte
de connaissance. Les choses en restèrent là, lorsque, huit jours après, étant à

table, sa mère lui fit observer qu'il était bien maladroit de la main gauche. En effet, pour boire, il mettait fort longtemps avant de porter son verre à la bouche, et pour couper sa viande il prenait beaucoup de peine. Son attention ayant été appelée là-dessus, il vit que son épaule gauche était raide et qu'il ne pouvait lever facilement le bras du même côté. Les doigts, la main et l'avant-bras ne se fléchissaient et ne s'étendaient qu'avec difficulté. Ils paraissaient engourdis.

Le malade prétend ne s'être pas rendu compte de cette faiblesse avant la remarque de sa mère. Toutefois, il nous dit que de tout temps il s'est senti beaucoup plus faible du bras gauche que du bras droit. Ainsi, quand il examinait ses épreuves de papier bronzé, il constatait que la partie du rouleau maniée par la main droite marquait plus nettement que celle sur laquelle appuyait la main gauche. Imbu de cette idée de supériorité de force en faveur du côté droit, il ne se servait que fort peu de son bras gauche pour les usages habituels. C'est ce qui explique que lui-même n'a pas reconnu la paresse de ce membre et la raideur articulaire de l'épaule correspondante dont nous parlerons plus tard. Sur ces entrefaites, il va à la consultation du Dr Bergonié, qui constate une anesthésie et une analgésie complètes du bras gauche du côté correspondant du cou, de la face et de la langue. Les muscles se contractaient normalement à l'électricité.

Ne pouvant plus se servir facilement de son bras gauche, Mer... demande à être admis dans l'administration des postes. Le médecin qui l'examina remarqua une diminution notable de l'acuité visuelle à gauche. Au dire du malade, cette faiblesse de la vue daterait du moment où il s'est aperçu de sa monoplégie. Parfois, il lui est arrivé de se buter contre des personnes qui passaient à côté de lui dans la rue. Malgré ses infirmités, il fut admis en qualité de facteur rural. Dans l'exercice de ses fonctions, il plaçait sa main gauche sur la boîte et ne se servait que de la droite, vu la presque impossibilité de remuer les divers fragments du membre supérieur gauche tout entier. Au bout de huit mois, par conséquent en avril 1889, Mer... s'aperçut que sa jambe gauche devenait faible et lourde. La pointe du pied traînait sur le sol. Pas de trace de contracture, aussi la montée d'un escalier se faisait-elle facilement.

C'est alors qu'il entre à l'hôpital Saint-André, le 7 mai 1889, salle 16, lit 39, service de M. le professeur Pitres.

État actuel le 20 mai 1889. — Mer... est d'une taille élevée (1^m81), sa physionomie est intelligente. Son état général ne laisse rien à désirer.

A l'*examen de la face* on constate que le sillon naso-labial gauche est moins prononcé que le droit, que la portion gauche de la lèvre supérieure est tombante et que la commissure labiale correspondante est plus large que celle du côté opposé. La bouche est déviée à droite ; mais cette déviation est surtout très prononcée quand le malade rit ou parle. Dans ces dernières conditions, le côté gauche de la bouche reste à peu près immobile et les lèvres sont à peine écartées l'une de l'autre. Cependant, l'inférieure paraît mieux se mouvoir que la supérieure.

Le malade peut siffler et souffler, de même qu'il retient facilement l'air quand il gonfle ses joues.

Tous les muscles de la face exécutent les mouvements volontaires, mais ceux du côté gauche se contractent bien moins que leurs congénères de droite.

Tous les mouvements de la langue sont conservés, sauf celui d'élévation de la pointe, qui n'est possible qu'avec le secours du maxillaire inférieur. Quand le malade tire cet organe hors de la bouche, on constate qu'il est recourbé en crochet, à droite; mais qu'au bout de peu d'instants il reprend sa position rectiligne; de même pour la bouche, pendant le rire, elle est franchement déviée au début, mais quelques secondes après elle reprend sa position normale.

Des secousses fibrillaires nombreuses et très prononcées se constatent sur les régions où siège l'hémispasme glosso-labié.

Le voile du palais est affaissé du côté gauche. Pas de paralysie.

Aucune trace d'atrophie musculaire sur les régions que nous venons de passer en revue.

Membre supérieur gauche. — Si on examine le membre supérieur gauche, le malade étant dans la station debout, on voit que l'épaule gauche est tombante et que l'avant-bras et la main sont attirés en adduction légère, la paume de celle-ci regardant en arrière et les doigts à demi-fléchis. L'extrémité du pouce est attirée vers la face palmaire. Sa peau n'est le siège d'aucun trouble trophique superficiel. Le deltoïde est considérablement amaigri dans ses portions correspondant aux insertions claviculaires; aussi les saillies osseuses du moignon de l'épaule sont-elles apparentes. En arrière, la fosse sus-épineuse est le siège d'une dépression assez prononcée et la saillie que fait le bord supérieur externe du trapèze est bien moins sensible qu'à droite. Au toucher, on sent que les muscles qui s'y insèrent sont diminués de volume, mais non atrophiés. Les muscles sous-épineux n'offrent rien de particulier à signaler. L'angle de l'omoplate gauche est plus éloigné du thorax que celui de droite.

La contractilité idio-musculaire de ces différents muscles est conservée.

Les muscles du bras sont notablement atrophiés. Leurs saillies sont normales.

Mêmes remarques pour les muscles de la région antérieure de l'avant-bras. Au contraire, ceux de la région postérieure paraissent atrophiés. On ne voit nule part de mouvements fibrillaires.

Les mesures des deux membres supérieurs donnent pour :

Le bras droit, au tiers moyen.................... $0^m 28$
L'avant-bras droit, à 0^m07 de l'olécrâne........ $0^m 26$ 1/2
Le bras gauche, au tiers moyen.................... $0^m 26$ 1/2
L'avant-bras gauche, à 0^m07 de l'olécrâne...... $0^m 24$ 1/4

donc il existe 0^m01 1/2 de différence aux dépens du bras gauche et $0^m 02$ 1/4 aux dépens de l'avant-bras correspondant.

Les forces au dynamomètre donnent : main droite, 49 kilog.; main gauche, 15 kilog.

On constate des mouvements associés dans le membre supérieur gauche quand la main du côté droit serre le dynamomètre. Dans ces conditions, la main gauche est élevée jusqu'à l'épaule sans mouvements trépidatoires.

Les muscles de la main, soit de la face dorsale, soit de la face palmaire, ne sont pas atrophiés et ont conservé leurs saillies.

Si on imprime des mouvements autour de l'articulation de l'épaule, on voit qu'il existe à ce niveau un degré de contracture assez manifeste. Cette contracture existe à peine à l'articulation du coude et paraît augmenter lorsqu'on imprime des mouvements de flexion et d'extension. Elle est nulle au poignet et aux doigts.

Les mouvements volontaires d'élévation de l'épaule sont très affaiblis. D'autre part, lorsque le malade veut exécuter un mouvement quelconque avec le bras ou l'avant-bras, l'épaule participe toujours à ce mouvement.

L'élévation du bras est possible en partie, mais la circumduction ne peut être exécutée qu'en avant.

La flexion et l'extension de l'avant-bras sont normales. La pronation et la supination sont accompagnées de mouvements d'ensemble de l'épaule et du bras.

L'extension de la main sur l'avant-bras est extrêmement limitée. Quant à la flexion, elle est impossible.

La flexion et l'extension des doigts sont amoindries et très lentement exécutées. Leurs mouvements d'abduction et d'adduction sont presque impossibles.

L'opposition du pouce aux autres doigts est nulle.

La résistance musculaire est assez prononcée pour l'épaule et le coude, beaucoup plus faible lorsque Mer... veut empêcher qu'on place sa main dans l'extension, et nulle lorsque celle-ci étant étendue sur l'avant-bras, on essaie de la mettre dans la flexion.

La notion de position des membres est conservée, même les yeux fermés. Pas de trépidations épileptoïdes des doigts.

Rien à signaler du côté gauche du tronc. Les mouvements sont normaux.

Membre inférieur gauche. — En examinant le membre inférieur gauche, on s'aperçoit que les masses musculaires ont conservé leurs saillies, mais non leurs volumes. Les dimensions prises en divers points donnent :

Au tiers supérieur de la cuisse gauche	....	0m52 1/2
— — de la cuisse droite	....	0m54 1/2
— — de la jambe gauche	....	0m55 1/4
— — de la jambe droite	....	0m56 1/4

d'où une différence de 2 centimètres en faveur de la cuisse droite et 1 centimètre en faveur de la jambe droite.

Il y a une faible atrophie.

La contracture n'existe qu'au niveau de l'articulation tibio-tarsienne, encore est-elle assez légère.

La résistance musculaire est moindre qu'à l'état normal, mais cependant assez prononcée.

Tous les mouvements de la cuisse et de la jambe sont conservés. Seuls, ceux du pied sont amoindris.

La station debout, les yeux ouverts ou fermés, est possible sur les deux membres inférieurs, mais, sur la gauche, elle ne peut être maintenue longtemps. Il peut également sauter sur l'une et l'autre jambe, mais avec plus d'assurance sur la droite.

Pendant la marche, il semble que le membre inférieur gauche soit plus court que son congénère droit et qu'il soit ankylosé. Ainsi, la hanche et les autres segments du membre se meuvent d'une seule pièce; la pointe du pied traîne sur le sol sans faucher; il marche un peu comme un vieil hémiplégique. Contrairement à ce dernier, il peut, si on le lui ordonne, fléchir très bien la jambe sur la cuisse. C'est ce qu'il fait, d'ailleurs, pour monter un escalier ou pour se mettre au lit.

Les membres du côté droit sont absolument sains.

L'examen électrique des muscles fait par M. le Dr Bergonié donne les résultats suivants :

Courants faradiques. — Tous les muscles répondent; mais il y a diminution marquée de l'excitabilité des muscles du côté malade.

Courants galvaniques. — *Aucune réaction de dégénérescence;* diminution d'excitabilité du côté malade.

Sensibilité. — La sensibilité de la surface cutanée s'est modifiée depuis le début de la monoplégie. A un moment, il y avait de l'anesthésie en manche de veste; mais, depuis, elle a disparu et a été remplacée par de l'hémihypoesthésie de tout le côté gauche du corps.

Les muqueuses sont toutes sensibles. Il existe un peu d'hypoesthésie de la conjonctive gauche.

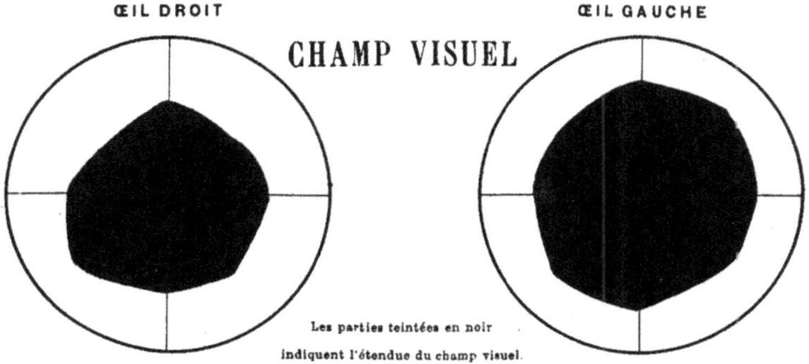

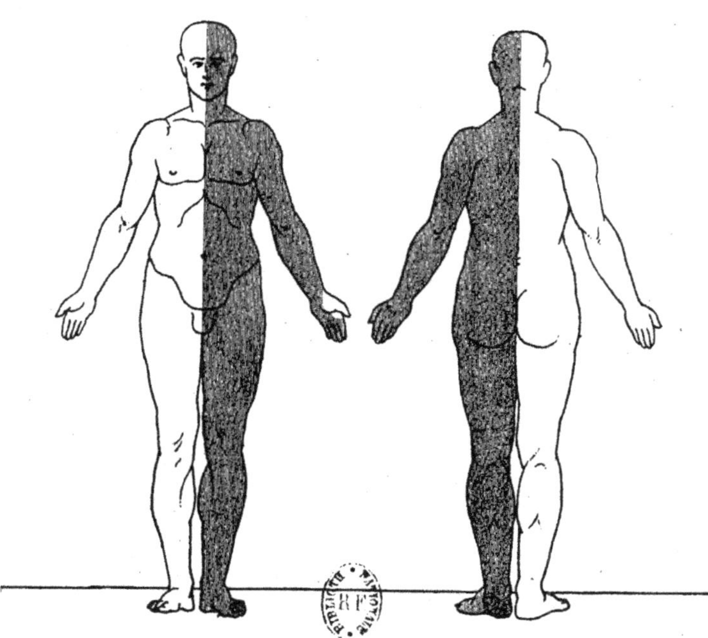

Observation IX.

Mer .. Hémiplégie hystérique du côté gauche.

Réflexes rotuliens : *droit,* normal ; *gauche,* exagéré.

Réflexes plantaires : *droit,* normal ; *gauche,* aboli.

Réflexes testiculaires et de Rosenbach, abolis.

Réflexes pupillaires, normaux.

Réflexe périostique, plus brusque à gauche qu'à droite.

Réflexe pharyngien, aboli.

Pas de trépidations épileptoïdes ou rotuliennes.

L'*hypnotisation* a été impossible par tous les procédés ordinaires.

Les *contractures provoquées* n'ont pu être obtenues.

Le *cœur* bat normalement. Pas d'athérome des artères superficielles.

Les *poumons* respirent bien.

La *déglutition* est facile. L'appétit est excellent.

Pas de troubles génito-urinaires. Pas d'alcoolisme ni de syphilis.

Jamais d'attaques convulsives. Absence de zones.

Les *organes des sens* fonctionnent librement.

Le *champ visuel* est rétréci concentriquement des deux côtés.

L'*aimant* appliqué plusieurs fois n'a produit aucune modification dans la sensibilité ou la motricité.

L'hydrothérapie et l'électricité statique sont alors mises en pratique.

Un mois après leur emploi, Mer... part de l'hôpital marchant beaucoup mieux, ne traînant plus la jambe, et donnant au dynamomètre : pour la main droite, 48 ; et pour la gauche, 26.

Cette observation est intéressante à divers points de vue. Il est possible que l'intoxication saturnine ait joué un rôle important dans l'étiologie des accidents. Mais ce qu'il y a de plus curieux, c'est de voir l'hémiplégie se constituer par fragments successifs. L'hémispasme glosso-labié apparaît en 1887, la paralysie du membre supérieur gauche en 1888, celle du membre inférieur gauche en 1889, alors que le malade était à l'abri, depuis quelque temps, de toute cause d'intoxication plombique. Chacune de ces poussées nouvelles de l'hystérie paraît avoir été déterminée par une cause occasionnelle particulière : l'hémispasme glosso-labié par un coup de froid, la paralysie du membre supérieur par une chute, la paralysie du membre inférieur par les fatigues résultant de sa profession.

En outre de cette évolution progressive des accidents, notons que, contradictoirement à ce qui se passe en général, la langue et la bouche étaient déviées du même côté, et que l'attitude de contracture existant dans le membre inférieur pendant la marche était purement factice.

On s'en assurait en effet au repos en imprimant au membre toute sorte de mouvements et dans certains actes volontaires. Notre malade, pouvait en effet fléchir la jambe sur la cuisse en la levant même très haut si on lui ordonnait de le faire et montait un escalier ou au lit avec la plus grande aisance, la jambe malade la première.

Est-ce chez un hémiplégique organique avec contracture et dégénérescence descendante qu'on aurait constaté ces derniers faits?

OBSERVATION X (personnelle).

Hémiparésie hystéro-saturnine du côté gauche.

SOMMAIRE : Homme, vingt-six ans, peintre, né d'un père alcoolique et d'une mère hystérique. A eu à diverses reprises des pertes de connaissance sans convulsions. En 1887, après une opération de phimosis, contracture généralisée tétaniforme. En 1888, hémiparésie du côté gauche sans atrophie. Intégrité de la face. Ilots d'anesthésie et d'hypoesthésie. Rétrécissement concentrique des champs visuels. Amélioration de la parésie par l'aimantation ; persistance des troubles sensitifs.

Car..., né à B... (Charente-Inférieure), vingt-six ans, peintre, entré le 11 janvier 1888, salle 16, service de M. le professeur Pitres.

Antécédents héréditaires. — Père alcoolique et d'un tempérament emporté. Devenu fou à la suite de la perte d'un de ses enfants, il est mort, on ne sait à quel âge, dans un asile d'aliénés.

Mère très nerveuse, sujette à des attaques de nerfs, à des crises de sanglots, de rire, etc. Elle ne s'adonnait pas à la boisson.

Trois frères du malade et une sœur morts en bas âge de maladies aiguës ou d'accidents.

Trois autres frères survivants sont très vifs et se mettent en colère pour la moindre des choses.

Rien du côté des collatéraux.

Les grands-parents n'ont pas été connus de notre malade.

Antécédents personnels. — Pas d'affections dans le bas âge, pas de masturbation précoce.

A douze ans, il commence son apprentissage de peintre. Santé parfaite. Aucun accident d'intoxication saturnine jusqu'à 1885.

En 1874 (dix-huit ans), un jour, sans motif, pendant son travail, il a perdu connaissance pendant vingt minutes environ. Impossible de savoir s'il y a eu des mouvements convulsifs. A la suite de cet accident il ignorait ce qui venait de lui arriver et resta dans un affaissement tel qu'il dut se reposer quelques instants pour reprendre son travail. Il dit avoir eu alors des sueurs profuses. Une demi-heure après, il a éprouvé une faiblesse qui a nécessité le décubitus dorsal sur le plancher de la chambre où il était. On lui fit sentir de l'éther, du vinaigre, etc., et tout disparut au bout d'un quart d'heure. Se sentant très fatigué, Car... se coucha et garda le lit jusqu'au lendemain.

A vingt ans (août et septembre 1882). Chancre dur nécessitant son entrée à l'hôpital Saint-Jean de Bordeaux, où on le soumet à un traitement mercuriel pendant deux mois (août et septembre). Quelque temps après, céphalées intenses, chute des cheveux et plaques muqueuses sur les amygdales. Il sort de l'hôpital Saint-Jean non guéri, reste quelques jours sans travailler, et se présente à l'hôpital Saint-André pour quelques accidents d'hydrargyrisme.

Placé d'abord à la salle 14, on le fait passer, quinze jours après, à la salle 11 (chirurgie), pour un bubon suppuré de l'aine gauche. A la suite d'une dispute avec ses voisins, on lui signa un transeat pour la salle 17, où il resta six mois pour traiter son chancre, des plaques muqueuses amygdaliennes, des céphalées et une orchite gauche. A la suite du traitement mercuriel, gengivite intense avec ébranlement des dents. Enfin, la guérison de ces accidents étant complète en octobre 1883, l'exeat est signé et notre homme reprend son métier de peintre.

1885. Vertiges ayant suscité la chute à trois reprises différentes et suivis de perte de connaissance. Car... était alors en train de travailler et se trouvait sur des échafaudages dont la hauteur peut être évaluée à deux mètres environ. Pas de fractures ni de plaies. La perte de connaissance dura à peu près dix minutes chaque fois. Il nous est impossible d'avoir quelques détails sur ces accidents.

Son attention fut attirée quelque temps après par une faiblesse extrême qu'il ressentait dans tout le côté gauche. Il marchait difficilement et ne pouvait plus tenir ses pinceaux pour travailler. Bien que ces symptômes n'aient été remarqués par notre homme qu'en 1885, ils datent, pour lui, du début de ses accidents syphilitiques.

1886. Constipation opiniâtre. Crises de coliques de plomb pendant quinze jours, pas de vomissements, pas de paralysie ni de vertiges, quelques bourdonnements d'oreilles. Liseré des gencives constaté à une des consultations gratuites de Saint-André, où le malade était venu. Son hémiparésie gauche lui semblait alors très accentuée. Il reprit néanmoins son travail, qu'il continua avec peine.

La cicatrisation du chancre ayant été vicieuse, Car... eut un phimosis pour lequel il entra à l'hôpital Saint-André, salle 18, au mois de février 1887. La veille du jour de l'opération, notre malade fut prévenu; il n'en éprouva d'ailleurs aucune émotion. La nuit fut calme; mais le matin il se réveilla de bonne heure et jusqu'au moment de la visite il se sentit, paraît-il, fort agité et tout tremblant. Bref, le moment arrivé, on l'anesthésia au chloroforme sans difficulté et l'opération fut pratiquée sans incident particulier.

Après l'opération, Car... resta dans un état de sommeil agité jusqu'au soir. Il raconte que toute la journée il parla, cria et, en particulier, il se souvient d'avoir appelé le chien d'un de ses amis qu'il supposait lui appartenir à ce moment-là. La nuit suivante fut aussi calme que la précédente.

Trois jours après, vers quatre heures du matin, il fut pris de frissons, de mouvements convulsifs et la parole devint difficile à cause du trismus. Ces détails ne manquant pas d'intérêt, nous demandâmes des renseignements auprès de l'interne de service, qui nous apprit ce qui suit :

Au moment de la visite, on constata en effet que le moindre attouchement, la plus petite secousse imprimée au lit suscitaient de fortes convulsions. L'intelligence était saine et la parole difficile à cause du trismus. En prévision du tétanos, on soumit alors le malade à un traitement chloralé et on entoura ses membres de ouate. La journée se passa dans les mêmes conditions.

Le lendemain on fit garnir le lit de rideaux verts parce que le grand jour paraissait provoquer les convulsions.

Enfin, ces phénomènes durèrent environ une semaine et ne revinrent jamais plus.

Le tétanos paraissait au début des accidents d'autant plus probable qu'on avait fait des sutures au crin de cheval.

L'évolution et la tournure des symptômes firent rejeter cette manière de voir et on supposa, sans s'y arrêter davantage, qu'on s'était trouvé en présence d'accidents hystériformes.

La guérison ne se fit pas longtemps attendre. L'exeat fut signé le 3 janvier 1888.

Au sortir de l'hôpital, Car... voulut recommencer son travail, mais en vain, car sa main gauche pouvait à peine tenir les pinceaux et sa jambe du même côté n'était pas assez forte pour lui permettre la montée des échelles et la station sur les échafaudages.

Désirant trouver du soulagement à ces misères, il entre à l'hôpital Saint André, salle 16, service de M. le professeur Pitres, le 4 janvier 1888.

État actuel le 9 janvier 1888. — Car... est petit, vigoureux, à la physionomie un peu dure, mais intelligente. La parole est brève, saccadée. On pressent, d'après cela, un tempérament assez emporté.

Interrogé sur le motif de son entrée, il répond qu'il se porte bien, mai

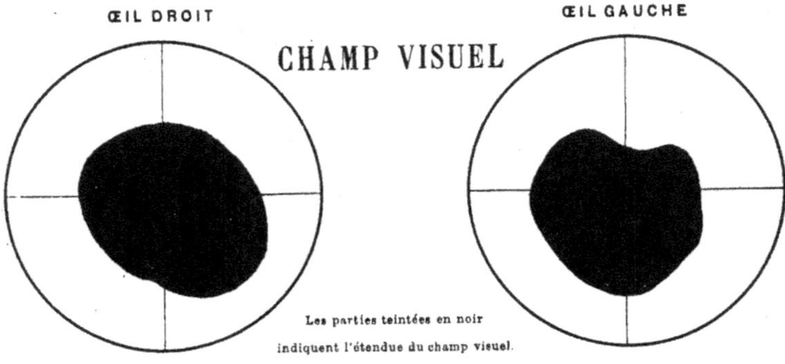

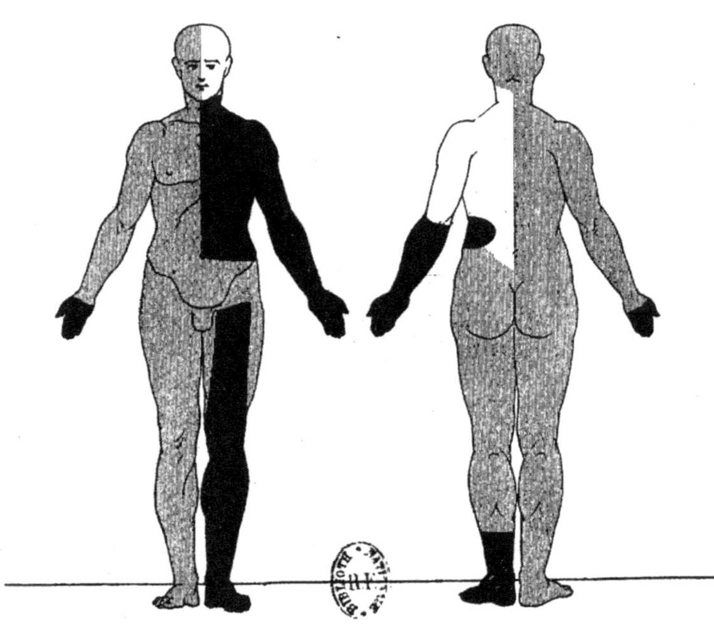

Observation X.

Car... Hémiparésie hystérique du côté gauche.

qu'il ne peut pas travailler par suite d'une faiblesse considérable qu'il ressent dans tout le côté gauche.

Membre supérieur gauche. — Les masses musculaires ont leur volume normal, ainsi que leurs saillies ordinaires. Seule, la région thénar paraît moins considérable qu'à droite. Dans tous les cas, il n'y a pas d'atrophie.

Tous les mouvements sont possibles et exécutés avec aisance. Il n'existe de difficulté que pour ceux qui réclament l'emploi des deux mains à la fois. Ainsi, l'action de rouler une cigarette est impossible, de même que le simulacre de jouer du piano, etc.

La *résistance musculaire* est considérablement amoindrie.

Le membre supérieur droit est tout à fait sain.

Les forces au dynamomètre donnent : main gauche, 17 kilog.; main droite, 46 kilog.

Membre inférieur gauche. — Ce membre est passible des mêmes remarques que le supérieur du même côté, tant au point de vue du mouvement que de la résistance musculaire et du volume de ses muscles.

Le membre inférieur droit n'offre rien de particulier.

Les forces dynamométriques donnent : membre inférieur droit, 29 kilog.; membre inférieur gauche, 8 kilog.

La station bipède est assez facile, mais la jambe gauche seule ne peut pas supporter le poids du corps.

Pendant la marche, le pied gauche ne traîne pas sur le sol, mais le malade fléchit souvent du côté parésié.

Le *sens musculaire* et la *notion de position des membres* sont intacts.

La *contractilité idio-musculaire* est normale.

Sensibilité. — La sensibilité cutanée est profondément modifiée. Il existe de grandes plaques d'anesthésie et d'hypoesthésie disséminées sur différents points du corps. Les muqueuses sont toutes normalement sensibles.

Pas de troubles des organes des sens.

Rétrécissement concentrique des deux champs visuels.

Le cœur, le poumon, l'estomac sont normaux.

Réflexes : pharyngien, normal; rotuliens, brusques des deux côtés; de Rosenbach, plus faible à gauche qu'à droite; pupillaires, normaux.

Les tentatives d'hypnotisation n'ont pas réussi à provoquer le sommeil.

Les secousses brusques, la percussion des membres, l'application de liens circulaires n'ont pas provoqué de contracture.

L'aimantation n'a pas modifié la sensibilité ni la motilité.

L'hydrothérapie et l'électrisation ont atténué rapidement la parésie. Lorsque le malade a quitté l'hôpital, le 28 janvier, il donnait au dynamomètre : main droite, 42 kilog.; main gauche, 40.

L'histoire de ce malade montre une des difficultés pratiques auxquelles peut donner lieu l'intervention de l'hystérie dans la chirurgie opératoire. A la suite d'une circoncision, notre malade est pris d'accidents nerveux bruyants; ses membres se contracturent; on le croit atteint de tétanos et on s'ingénie à chercher dans l'emploi du crin de cheval la cause de cette maladie. Mais, trois jours après, tout rentre dans l'ordre, les spasmes s'apaisent et le pseudo-tétanique guérit. En réalité on avait affaire à un épisode aigu de l'hystérie, provoqué par l'émotion opératoire.

Dans les symptômes de l'hémiparésie consécutive, il faut signaler l'intégrité de la motilité de la face et aussi cette particularité tout à fait exceptionnelle que l'aimantation a fait disparaître l'affaiblissement musculaire sans modifier la sensibilité cutanée.

OBSERVATION XI

(Recueillie par M. LAMACQ, interne des hôpitaux.)

Paraplégie hystérique chez un alcoolique.

SOMMAIRE : Homme, vingt et un ans, fils d'un père violent, est sujet depuis son enfance à des épistaxis et à des maux de tête fréquents.

En 1887, au lendemain de libations copieuses, paraplégie qui dura trois jours. Quelques mois après, convulsions, aphasie transitoire et réapparition de la paraplégie. Station debout et marche impossibles. Douleurs lombaires assez vives. Rétention incomplète d'urine. Réflexes plantaires abolis. Rétrécissement concentrique des deux champs visuels. Guérison complète par l'électrisation.

Mar... (Jean), âgé de vingt et un ans, est jardinier.

Antécédents héréditaires. — Son père est mort, à l'âge de cinquante-deux ans hémiplégique. Il était emporté et violent; après ses grandes colères, occasionnées la plupart du temps par des motifs futiles, il était obligé de se coucher et restait même quelquefois plusieurs jours au lit, agité de tremblements nerveux (?). Il s'adonnait en outre à la boisson.

La mère, encore vivante, jouit d'une bonne santé. D'un caractère doux, elle pleure facilement, au dire du malade; mais n'a jamais eu de crises de nerfs. Jamais de rhumatismes, ni de fièvres paludéennes.

Antécédents personnels. — Mar... a toujours eu un tempérament peu vigoureux; les travaux pénibles le fatiguent très rapidement. Dès son enfance, il était sujet à des épistaxis assez fréquentes, qui se montrent encore, soit à la suite de maux de tête, soit après des excès de tout genre.

D'abord, elles n'apparaissaient qu'une ou deux fois par semaine. Il en a eu quelquefois aussi pendant son sommeil et était tout étonné le lendemain de voir ses draps couverts de sang.

Depuis son enfance aussi Mar... est sujet à des maux de tête ; la céphalalgie, bien que généralisée, est surtout violente dans la région sus-orbitaire droite et s'accompagne de vertiges et de vomissements alimentaires ou autres.

Malgré tous ces accidents, Mar... faisait des excès d'alcool et de coït, avant la mort de son père ; mais, à partir de ce moment, il s'y adonna encore plus. Cependant, jusqu'au mois de mai 1887, sa santé ne fut pas sensiblement troublée. Il affirme n'avoir contracté ni chancre ni blennorragie.

Au mois de mai 1887, apparaissent des douleurs lancinantes au niveau de la région lombaire. Parties de cette région, elles remontaient brusquement vers la région dorsale, sans irradiation vers les membres inférieurs, ni vers les testicules. Pas de douleur en ceinture. Au niveau de cette même région lombaire, existait en même temps une douleur sourde, continue, indéfinissable, augmentant d'intensité pendant le mouvement. Toutefois, si le malade travaillait penché, cette douleur continue s'accroissait rapidement et, en même temps, les douleurs lancinantes apparaissaient et devenaient tellement aiguës que le malade était obligé de se redresser et de se reposer quelques instants. Mar... ne se rappelle pas, lors de l'apparition de la douleur épinière, avoir subi aucun traumatisme ni aucun refroidissement.

Les excès vénériens et alcooliques continuent jusqu'au 12 juin 1887. Ce jour-là, il se rend au marché de D... avec plusieurs de ses amis et, après une journée employée à de nombreuses libations, il se livre la nuit à des excès vénériens. Le lendemain matin, quand il veut se lever, il tombe de tout son long, ses jambes ne pouvant plus le supporter. Elles sont flasques et sans trace de contracture. Sa connaissance est entière. On le transporte à l'hôpital de X..., où il passe une nuit sans sommeil, accablé par une céphalalgie violente. Le lendemain matin, il tombe encore en voulant se lever pour partir et, après un moment de colère violente, sans motif, il a des vomissements abondants. Transporté chez lui, à M..., il reste trois jours couché et se lève ensuite, n'éprouvant qu'une faiblesse légère dans les jambes, faiblesse qui disparut bientôt après.

Durant cette crise, les membres inférieurs, au dire du malade, n'avaient pas été contracturés. Pas de fourmillements ni d'engourdissement. Pas de douleurs.

Aussitôt après s'être remis de cette crise, Mar... reprend avec ardeur son ancienne existence. Il arrive à Bordeaux le 14 juillet 1887 et débute par de nombreux excès alcooliques et vénériens. Il continue ainsi, sans se livrer à aucun travail jusqu'au 8 octobre 1887, ayant toujours avec la même fréquence la céphalalgie, les vertiges, les vomissements, les épistaxis.

Le 8 octobre 1887 au matin, après des excès alcooliques et vénériens, Mar... sent que ses jambes le soutiennent mal ; il éprouve en même temps une violente céphalalgie et des vertiges ; la faiblesse l'oblige à s'asseoir sur un banc de promenade publique, où, après quelques minutes de sommeil, il se réveille avec une épistaxis très abondante d'assez longue durée. Monté en tramway, il se rend chez un de ses compatriotes. En descendant de tramway, il tombe à terre à cause de la faiblesse de ses jambes, en conservant sa connaissance. Arrivé péniblement chez son ami, grâce au secours d'une personne charitable, il est placé dans une chambre et assis sur une chaise pendant qu'on lui prépare un lit. Il veut se lever de sa chaise et tombe alors à terre sans connaissance. Il ne peut pas dire si pendant sa perte de connaissance il a eu des mouvements convulsifs. Pas de sensation de boule ni de strangulation. Quand il revient à lui, au bout d'un quart d'heure, il ne se souvient pas de ce qui s'est passé ; il se croit dans sa chambre où son ami serait venu le voir et, ce n'est qu'au bout d'un assez long espace de temps qu'il se rappelle les détails de son aventure. Durant la nuit, pendant son sommeil, vomissements, épistaxis. Pas de douleurs dans les membres inférieurs. La rachialgie est très forte. Rétention d'urine qui dure trois jours. Au bout de ce laps de temps, la miction reparaît et les urines sont troubles.

Il éprouve aussi une sensation de lourdeur, de faiblesse dans le bras droit, qui persiste encore aujourd'hui.

Le lendemain 9 octobre, aidé d'une personne, Mar..., malgré les chutes qu'il fait en se levant de son lit, se rend en tramway à son domicile. Deux jours après, il est sur pied, quoique ayant une grande faiblesse des membres inférieurs et fait, avec difficulté il est vrai, de petites promenades en se reposant fréquemment. Il pouvait marcher sans appui.

Aussi est-il bientôt talonné par le besoin de recommencer ses excès. Le 12 octobre au soir, après son repas, il propose à un de ses amis une promenade. Ils font ensemble quelques libations et après une dernière et longue station dans un café, ils se dirigent vers un théâtre où ils veulent entrer. Mais peu d'instants après, Mar..., qui depuis une heure environ sentait la céphalalgie et les vertiges augmenter, tomba évanoui. Il ne reprit connaissance qu'au bout d'une demi-heure et eut alors d'abondants vomissements. Il ne pouvait plus marcher, mais il voulait tout de même aller au théâtre, et, soutenu par son camarade, il fit quelques pas, puis tomba de nouveau évanoui. Il resta trois quarts d'heure sans connaissance. Au bout de ce temps, il entendait et comprenait bien ce qu'on lui disait, mais il ne pouvait pas parler. Il était dans l'impossibilité absolue de se servir de ses jambes. Transporté à l'hôpital Saint-

André, salle 13, il y passe la nuit du 12 au 13 octobre dans le même état. Le lendemain matin, il parlait à peine et se faisait comprendre difficilement. Ce n'est que dans la soirée du 13 qu'il a pu enfin s'exprimer librement. Il se mit alors à injurier violemment et sans raison son voisin de lit, ce dont il ne se rappelait plus quelques heures après.

La personne qui était avec lui au moment de la perte de connaissance, lui a raconté qu'il avait eu des mouvements convulsifs accompagnés de cris.

Examiné le 13 octobre, dans la salle 13, par M. le Dr Solles, le malade présentait une impotence complète des membres inférieurs. Les mouvements passifs de flexion de la jambe sur la cuisse étaient très limités, par suite de la contracture des muscles. L'anesthésie fut aussi constatée, mais sa distribution n'a pas été schématisée.

Les trépidations épileptoïdes existaient. Il eut aussi de la rétention d'urine pendant deux jours. La miction se rétablit ensuite spontanément, mais devint douloureuse.

La sensation de faiblesse, apparue le 8 octobre au bras droit, n'avait subi aucun changement.

Le malade perdait complètement ses membres inférieurs dans le lit; il ne se rendait aucun compte de leur situation. Le sens musculaire était aboli.

Pendant ce temps, les fourmillements avaient complètement disparu. Ils revinrent quand le malade commença à sentir ses jambes dans le lit.

Il a eu souvent, depuis son entrée à l'hôpital, des crises de larmes sans motif. Elles se montraient surtout le matin, au réveil.

Le 21 octobre, érysipèle de la face, d'une durée de quinze jours environ.

État actuel, le 17 février 1888. — Membres inférieurs. — Les mouvements des membres inférieurs du malade sont encore très limités. En tous cas, la station debout est complètement impossible.

Le malade étant dans le décubitus dorsal, il peut fléchir légèrement les jambes sur les cuisses, mais plus à gauche qu'à droite. La flexion passive ne dépasse pas un angle de 90°. Le membre inférieur dans l'extension peut s'élever au-dessus du lit, de manière à former un angle d'environ 45°, pour chaque côté. Les yeux fermés, ce mouvement semble avoir moins d'amplitude. Il s'effectue sans tremblement ni grandes oscillations. La jambe peut rester ainsi au-dessus du lit, mais au bout d'un espace de temps très court, elle tombe brusquement sans que le malade d'ailleurs ait éprouvé la moindre fatigue. Les membres inférieurs ne s'élèvent simultanément que fort peu et avec beaucoup de difficulté. La gauche part seule, la droite quitte à peine le lit. Pour le membre gauche, l'abduction se fait assez facilement, mais l'adduction est difficile. Du côté droit, l'abduction et l'adduction sont également pénibles.

La jambe gauche fléchie sur la cuisse peut être étendue par le malade sans que le membre retombe sur le lit. Il n'en est plus de même pour le côté droit : le mouvement d'extension n'est pas encore terminé que la jambe s'affaisse. Si pendant ce mouvement on applique la main sur la face postérieure de la cuisse droite, on remarque une forte contraction de toute la masse musculaire de cette région.

Le pied gauche et les orteils du même côté s'étendent et se fléchissent d'une façon normale. Du côté droit, les mouvements du pied sont possibles, mais ceux de flexion et d'extension des orteils sont complètement anéantis.

Le malade peut résister au mouvement passif de flexion de la jambe gauche sur la cuisse. Du côté droit, il n'oppose plus de résistance. La résistance à l'extension passive est plus facile et plus accentuée à gauche.

Mar... n'a pas une notion exacte de la position du membre inférieur droit. Si on soulève ce membre, le malade ayant les yeux fermés, il ne se rend pas du tout compte du mouvement; il croit encore avoir sa jambe sur le lit.

Pour la jambe gauche, il sent bien qu'on la soulève, mais il ne reconnaît pas du tout à quelle hauteur.

Le malade, les yeux fermés, attrape bien le talon du pied gauche avec les deux mains. Pour saisir le talon du pied droit, il se trompe toujours.

Le malade ne peut s'asseoir dans son lit sans le secours de ses bras. En outre, une fois assis, il ne peut garder longtemps cette position. Au bout de quelques instants, en effet, et sans éprouver aucune fatigue ni aucune douleur, il retombe brusquement en arrière sur son lit. C'est ainsi qu'il est obligé de manger couché sur le côté.

Le mouvement de flexion du tronc en avant est très limité et quelque peu douloureux.

Membres supérieurs. — Le bras droit est le siège d'une sensation de lourdeur, de faiblesse, depuis le 8 octobre. Il semble en effet avoir diminué de volume, au dire du malade. Tous les mouvements sont normalement exécutés. Le malade peut opposer une résistance musculaire assez faible, mais cependant notable.

En faisant exécuter des mouvements individuels, puis associés, aux deux membres supérieurs, on voit que celui de droite les exécute avec beaucoup moins de rapidité et que le malade le perd facilement quand la vue n'est pas à son service. Par contre, il résiste aussi bien aux mouvements passifs, que le malade ait les yeux ouverts ou fermés.

Les yeux ouverts, le malade tire la langue hors de la bouche et lui fait bien exécuter les mouvements de latéralité; s'il ferme les yeux, la langue continue ses mouvements, mais rentre dans la cavité buccale sans que le malade en ait conscience.

La contractilité musculaire électrique est normale partout.

Examen des organes. — Bien que le malade dise avoir beaucoup maigri, on trouve encore des masses musculaires assez volumineuses et d'une consistance normale. Les jambes sont cependant plus amaigries que le reste du corps et le volume des muscles y semble avoir beaucoup diminué.

La peau qui recouvre la partie antéro-externe des membres inférieurs semble un peu sèche et rugueuse.

Le système pileux est bien développé. Les ongles des gros orteils sont striés transversalement.

Il n'y a pas de différence de volume entre les deux membres inférieurs.

La colonne vertébrale n'est pas déviée.

Appareil circulatoire. — Cœur normal. Épistaxis fréquentes.

Appareil respiratoire. — Le malade a eu, pendant le mois de janvier, quelques hémoptysies. Il n'en a plus aujourd'hui, et la toux a presque complètement disparu.

On trouve une respiration un peu rude, saccadée, une expiration prolongée.

Appareil digestif. — Le malade se plaint de constipations fréquentes. Il n'a pas de météorisme. L'appétit a beaucoup diminué. Il existe une pointe de hernie inguinale double.

Appareil urinaire. — Les rétentions d'urine sont fréquentes et durent quelquefois deux jours. Il arrive fréquemment que le malade reste vingt-quatre heures sans éprouver le besoin d'uriner. Il ressent alors un sentiment de plénitude dans le bas-ventre qui devient très tendu. Aussitôt sur le siège, l'urine s'écoule sans effort et sans se faire attendre, mais au bout de quelques instants elle s'arrête subitement, bien que le malade sente que toute l'urine n'est pas sortie. Il attend un peu et l'urine s'écoule de nouveau. La miction s'effectue ainsi en plusieurs reprises. Il est à noter, en outre, qu'elle est douloureuse. L'appétit sexuel est aboli. Pas d'érections nocturnes.

Vue. — Depuis la crise du 8 octobre 1887, le malade y voit bien de l'œil droit. Les mouvements des yeux sont normaux. La vue ne peut se fixer avec attention pendant longtemps sur un même objet ; elle se trouble et des vertiges apparaissent. C'est ainsi que la lecture devient rapidement fatigante. Pas de lésion ophtalmoscopique. Rétrécissement concentrique des deux champs visuels.

Ouïe. — L'ouïe a aussi diminué d'acuité du côté droit depuis le 8 octobre. La montre placée près du pavillon de l'oreille est à peine entendue. Ouïe normale à gauche.

Le malade entend quelquefois un bruit de scie que, dans les premiers temps il croyait provenir réellement de l'extérieur.

Odorat. — Il est normal du côté gauche, mais il est très affaibli du côté droit. Jamais de sensations subjectives d'odeurs.

Goût. — Les substances sapides placées du côté droit de la langue ne donnent lieu à aucune sensation. Le côté gauche est normal.

Sensibilité. — Le caractère de Mar... n'est plus aussi emporté qu'auparavant. Les crises de larmes ne se montrent que rarement. Il a eu, au moment de son entrée à l'hôpital, des réveils brusques, la nuit. Il rêve encore assez souvent qu'il est poursuivi par une vache.

Il a de l'anesthésie totale dans les membres inférieurs, avec de l'hypoesthésie disséminée.

Les cuisses sont encore le siège de fourmillements intenses qui s'accroissent toujours sous l'influence de la chaleur du lit. Ils n'existent pas aux jambes; mais du côté droit ils s'étendent en avant jusqu'à l'épaule, en arrière jusqu'à l'angle inférieur de l'omoplate.

La moitié droite de la cavité nasale et de la bouche est hypoesthésique. La langue tout entière est hypoesthésique.

La pression sur la colonne vertébrale fait naître une assez vive douleur dans la région lombaire. Cette douleur augmente aussi par la flexion du thorax en avant.

Aucun point douloureux sur le trajet des nerfs. La pression abdominale ne provoque aucune sensation.

Sensibilité normale à la pression testiculaire et à la pression épigastrique.

Toucher. — Le malade ne reconnaît pas, les yeux fermés, les objets qu'on lui met dans la main droite. C'est ainsi que successivement il ne peut reconnaître une pièce de monnaie, un œuf, une cuiller, bien qu'il en perçoive les contours et la consistance.

La valeur du poids des objets n'est pas appréciée.

Les forces au dynamomètre donnent, pour la main gauche et pour la main droite, 21 kilog.

Réflexes. — Le réflexe rotulien est faible à droite, brusque à gauche. Mais souvent il est exagéré des deux côtés. Réflexe plantaire aboli des deux côtés.

La trépidation épileptoïde est très variable dans sa distribution. Elle est uni ou bilatérale, parfois même elle disparaît.

10 février, nette des deux côtés.

12 — disparaît totalement.

15 — nette à droite.

19 — nette des deux côtés

21 — faible des deux côtés, presque nulle.

Réflexes testiculaires et de Rosenbach, nuls.

Réflexe pharyngien. — Le chatouillement du côté droit de l'isthme du gosier ne produit pas de réflexe. Il est très normal du côté gauche.

Réflexe pupillaire normal à la lumière et à l'accommodation.

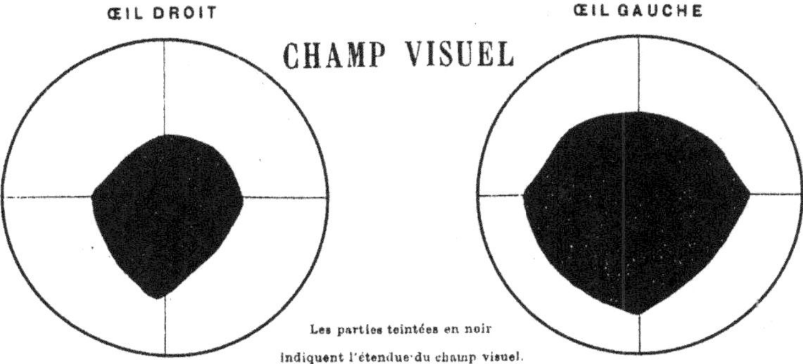

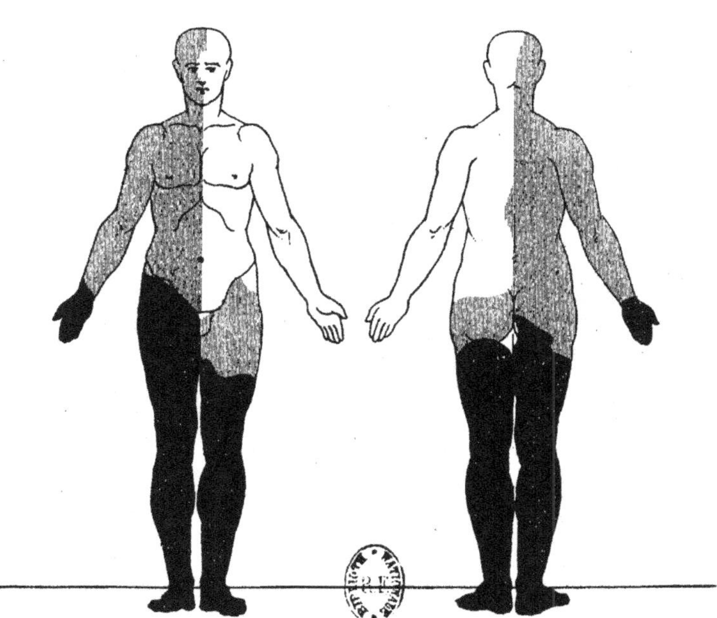

Les régions teintées en noir sont anesthésiques.
Les régions grisées indiquent l'hypoesthésie.

Observation XI

Mar .. Paraplégie hystérique.

24 février. La flexion passive des jambes fait constater de la contracture musculaire des deux côtés, survenue depuis la veille.

Trépidation épileptoïde nulle.

Réflexes rotuliens : brusques des deux côtés.

Réflexes de Rosenbach normaux, testiculaires nuls.

Les tentatives d'hypnotisation n'ont été suivies d'aucun résultat. L'aimant et les métaux sont restés sans action sur l'anesthésie cutanée.

Le malade a été soumis à un traitement régulier par l'électricité statique. Un mois après, il était complètement guéri : la marche était aussi facile et aussi assurée qu'avant la maladie.

Le diagnostic de la nature de la paraplégie que présentait ce malade était, au début, assez difficile. On avait d'excellentes raisons de penser à l'hystérie ; mais la douleur lombaire, l'incontinence d'urines, les modifications des réflexes et la trépidation épileptoïde faisaient craindre une lésion organique de la moelle. La guérison rapide et absolue du malade a levé tous les doutes, car il n'est pas une seule affection matérielle aiguë ou chronique des centres nerveux qui puisse guérir aussi complètement et en un laps de temps aussi restreint.

CHAPITRE II

Troubles spasmodiques.

(TREMBLEMENTS. — SPASMES RYTHMIQUES ET AUTRES.)

Par troubles spasmodiques d'origine hystérique il faut entendre non seulement les attaques convulsives à types divers, les contractures spontanées ou provoquées des membres, mais encore toutes les manifestations plus ou moins étendues qui consistent en secousses musculaires, que ces secousses se présentent avec un rythme régulier ou irrégulier, ou qu'elles se réduisent à de petites convulsions fibrillaires.

Il est bien démontré aujourd'hui qu'un simple blépharospasme, un spasme rythmique tout à fait localisé ne sont le plus souvent que des épisodes de l'hystérie.

C'est en nous appuyant sur ces principes que nous avons constitué un second groupe de faits à type convulsivant et dans lesquels sont rangés : 1° des tremblements; 2° divers spasmes rythmiques ou non, tous de même nature, comme nous le démontrerons à la suite de chaque cas.

Les *tremblements histériques,* comme d'ailleurs bien d'autres formes frustes de la grande névrose, ont été cités par les auteurs, il y a longtemps, sans être rapportés à leur véritable origine.

Briquet (1) a parlé des tremblements émotifs sans s'étendre plus

---

(1) Briquet. *Traité clinique et thérapeutique de l'hystérie.*

longuement sur leur description. Homolle (¹), Chambard (²), Germain Sée (³), Ormerod (⁴) ont publié plusieurs observations d'hystériques chez lesquels ils avaient relevé des tremblements de diverses formes et de siège variable, sans donner à leur publication le caractère d'une étude spéciale.

En 1888, le docteur Letulle a rapporté l'histoire d'un tremblement mercuriel chez un hystérique, en émettant l'idée que bon nombre de ces accidents relèvent de la grande névrose.

Nous-même, en 1888, nous avons présenté à la Société d'anatomie et de physiologie de Bordeaux, dans sa séance du 22 octobre 1888, le malade qui fait le sujet de notre observation XVI, en insistant sur les diverses formes du tremblement hystérique (⁵), en particulier sur le type intentionnel (simulant la sclérose en plaques). Nous avions été amené à cette conclusion par l'étude et les expériences faites par M. Pitres trois mois auparavant sur le malade qui se rapporte à l'observation XII de notre travail. Bien convaincu que nos présomptions se transformaient en réalité, nous nous empressâmes de montrer ce second malade à la·Société d'anatomie (⁶) (séances des 19 et 26 nov. 1888), en assurant qu'il offrait un type de tremblement hystérique différent de celui que nous avions présenté quelques mois avant, et que chez l'un les oscillations s'étaient très manifestement améliorées par l'aimant, tandis que chez l'autre, elles avaient disparu en entier. Ce dernier sujet nous revint quelques mois après la présentation du premier, et nous en profitâmes pour poursuivre les idées que nous avions à ce propos depuis quelque temps.

C'est alors qu'au mois de janvier 1889 notre maître, M. le

(¹) Homolle. *Hémianesthésie hystérique anormale avec contracture et tremblement du membre inférieur droit* (*Progrès méd.*, 5 juillet 1879).

(²) Chambard. *Hémichorée et hémitremblement hystériques* (*Encéphale*, 1881, p. 517).

(³) Germain Sée. *Chorée électrique* (*Semaine médicale*, 6 mars 1884).

(⁴) Ormerod. *British medical Journal*, décembre 1887, p. 1216.

(⁵) *Bulletins de la Société d'anatomie et de physiologie de Bordeaux*, 1888.

(⁶) *Idem.*

professeur Pitres, fit ses cliniques sur les tremblements hystériques, que nous avons d'ailleurs recueillies (¹) et dont le manuscrit se trouvait à l'imprimerie lorsque, au sujet d'une communication de M. Luys, M. Rendu (²) a publié, dans les *Bulletins et Mémoires de la Société médicale des hôpitaux de Paris,* une note très importante sur les variétés du tremblement dont il est question.

Déjà, dans ses *Leçons sur les maladies du système nerveux* et dans ses *Leçons du mardi* (1888 et 1889), Charcot (³) avait d'ailleurs établi l'existence réelle des tremblements hystériques.

Dans sa classification des tremblements en général, il les range entre ceux à oscillations lentes et ceux à oscillations rapides.

A son avis, les tremblements se distinguent entre eux par le nombre des oscillations consignées sur les appareils enregistreurs, dans un temps donné.

Les premiers, à oscillations lentes, auraient de quatre à cinq oscillations par seconde (paralysie agitante, tremblement sénile); les seconds se composeraient de huit à neuf oscillations (tremblement alcoolique, paralysie générale, maladie de Basedow). C'est entre les deux que se place le tremblement hystérique, car il compte de trois et demi à six oscillations.

Tout en admettant l'importance de ces données, M. le professeur Pitres estime que le nombre des oscillations ne constitue pas un caractère spécifique, au moins pour l'hystérie, car chez nos malades, qui ont servi de sujets d'études en la matière, on en a compté en moyenne huit par seconde. Dans les leçons (⁴) qu'il a faites dans le courant de l'année, notre maître a surtout cherché à décrire les types du tremblement hystérique.

(¹) Pitres. *Des tremblements hystériques.* Leçons recueillies par E. Bitot, interne des hôpitaux (*Progrès méd.,* sept. 1889).
(²) Rendu. *Bulletins et Mémoires de la Société médicale des hôpitaux de Paris,* 12 avril 1889.
(³) Charcot. *Leçons sur les maladies du système nerveux,* t. III, p. 212, 1887.
(⁴) A. Pitres. *Loc. cit.*

L'analyse des faits l'ont conduit à conclure qu'il n'existe pas une forme de tremblement fonctionnel, mais plusieurs qu'on peut diviser d'ores et déjà en trois catégories :

1° Les tremblements à forme trépidatoire ;

2° Les tremblements à forme vibratoire ;

3° Les tremblements intentionnels.

Le *type trépidatoire* ressemble beaucoup à la trépidation épileptoïde dont il s'éloigne « par l'absence de contracture spasmodique » des muscles ». Son siège de prédilection se trouve dans les membres inférieurs. Il est uni ou bilatéral.

Le *type vibratoire* est constitué « par de très petites secousses » brèves et uniformes imprimant aux membres des mouvements » d'oscillations vibratoires rapides ». On le rencontre surtout aux membres supérieurs. Il revêt la forme du tremblement de la maladie de Graves ou de la paralysie agitante. Parfois il se rapproche des tremblements sénile et alcoolique.

Le *type intentionnel,* magistralement décrit par Charcot, est représenté par des oscillations généralement très étendues, ne se manifestant que dans l'exécution des mouvements volontaires (sclérose en plaques, maladie de Friedreich), quelques cas de méningite cervicale hypertrophique, et certaines lésions en foyer des hémisphères cérébraux.

Dans un travail (¹) très consciencieux basé sur plusieurs observations, M. Dutil, ancien interne de la clinique des maladies du système nerveux, à la Salpêtrière, confirme pleinement les données fournies par MM. Pitres et Rendu « en ce qui concerne la diversité des formes » que peuvent revêtir les tremblements hystériques, et la très grande » analogie qui existe entre certaines de ces formes et la plupart » des tremblements déjà décrits et classés en pathologie ner- » veuse ».

_____

(¹) Dutil. *Nouvelle Iconographie de la Salpêtrière,* nᵒˢ 1 et 2, 1890.

Son étude complète, d'autre part, ces données en établissant que
« les tremblements hystériques ne se montrent pas dissemblables
» d'un cas à un autre, mais que le même sujet peut présenter simul-
» tanément ou successivement des tremblements d'allures fort
» différentes ».

A son avis, le type le plus complet est représenté par un tremblement des quatre membres généralisé aux muscles de la face. En
somme, il se rapprocherait du tremblement mercuriel.

L'étude des tremblements hystériques est donc acquise en grande
partie. Les travaux dont nous venons de parler le démontrent sans
conteste, aussi sera-t-il bon d'y songer dans la clinique.

Bien des observations publiées il y a quelques années rentrent très
probablement dans cette catégorie. Mais, à l'époque, on ne pouvait
que difficilement les envisager comme telles.

Parmi les plus récentes nous citerons celle de M. Weiss [1], où il
est question d'un tremblement du membre inférieur droit chez un
syphilitique et rapporté à la syphilis ; un autre de M. Rigal [2], qui
consigne un tremblement des quatre membres survenu après une
frayeur ; enfin, les faits de soi-disant sclérose en plaques, de Westphall [3] du vivant de malades à l'autopsie desquels les centres
nerveux furent trouvés intacts.

A l'heure actuelle les confusions de ce genre sont moins auto-
risées.

Déterminer les manières d'être des tremblements n'est pas chose
de minime importance. Mais, ce qui n'est pas moins utile, c'est de
savoir comment on pourra en déceler la nature. Les stigmates et les
antécédents serviront, sans nul doute, à résoudre le problème, mais

---

[1] Weiss. *France médicale*, 1877.

[2] Rigal. *Tremblement survenu à la suite d'une violente colère*, etc. (*Gazette des hôpitaux*, 1877).

[3] Westphall. *Ueber eine dem Bilde der cerebrospinalen grauen Degeneration ahnliche Erkrankung des centralen Nervensystems ohne anatomischen Befund* (*Archiv für Psychiatrie und Nervenkrankheiten*, Bd XIV, 1883, p. 87).

rappelons-nous que l'hystérie est la plupart du temps fruste dans des cas de ce genre et que par suite on manquera peut-être de quelques-uns de ces documents de premier ordre. D'autre part, la grande névrose simule si souvent des affections d'origine centrale qu'il n'est pas mauvais de rechercher tous les signes possibles pour la découvrir.

C'est aux *agents modificateurs* qu'on aura recours en pareille circonstance. L'aimantation, la bande d'Esmark, l'électricité nous ont servi de points de repère, aussi croyons-nous pouvoir les citer comme devant être d'une grande utilité. Cette assertion repose sur quelques expériences faites par nous. Jamais des tremblements d'origine organique, sclérose en plaques, hémichorée post-hémiplégique, ataxie locomotrice des membres supérieurs, paralysie générale n'ont été modifiés par les agents que nous venons de mentionner. A l'époque où nous avons commencé cette étude, inachevée d'ailleurs et qui sera de notre part l'objet de recherches ultérieures, nous avons eu aussi quelques cas de maladie de Parkinson et de tremblement sénile. Eh bien ! chez ces quelques malades, nos agents modificateurs n'ont changé en rien les oscillations.

Nous ne sommes pas encore en mesure d'affirmer l'immuabilité des tremblements symptomatiques des lésions matérielles, mais ce que nous pouvons affirmer, c'est que les modifications apportées par l'aimant, la bande d'Esmark, l'électricité à courants continus ou interrompus n'ont jamais changé les caractères et l'intensité du tremblement lié à une affection organique chez les malades soumis à notre examen, tandis qu'elles ont *presque toujours* été frappantes ou très accentuées, quand les oscillations étaient une manifestation purement fonctionnelle.

Ce sera évidemment un grand pas de fait si on peut arriver à déceler ainsi la nature essentielle du tremblement, tant au point de vue du diagnostic que du pronostic.

Les *spasmes rythmiques* hystériques, comme les tremblements, ont été de la part de M. le professeur Pitres l'objet de leçons [1] très détaillées dans lesquelles leur histoire et leur description sont retracées de toutes pièces. Aussi leur ferons-nous de larges emprunts.

Notre maître définit les spasmes rythmiques « des convulsions » généralement brusques et toujours conscientes, provoquées par » des secousses musculaires qui, se répétant à des intervalles sensi- » blement égaux, donnent lieu à des mouvements involontaires, se » reproduisant eux-mêmes régulièrement et pendant un temps sou- » vent fort long, avec une cadence uniforme.

» On peut les diviser en trois groupes distincts :

» 1° Les spasmes rythmiques *localisés* ou *tics histériques* dans » lesquels les secousses anormales, limitées à un muscle ou à un » groupe musculaire isolé, déterminent des mouvements très simples » de flexion, d'extension ou de rotation de la tête ou d'un membre ;

» 2° Les spasmes rythmiques *systématisés* ou *gesticulatoires,* dans » lesquels les convulsions cadencées, intéressant à la fois plusieurs » groupes musculaires synergiquement associés, impriment au tronc, » à la tête et aux membres, des mouvements coordonnés souvent » très complexes ;

» 3° Les spasmes rythmiques *respiratoires,* dans lesquels les » secousses convulsives affectent exclusivement les muscles qui ser- » vent à la respiration et à la phonation. »

Cette classification, basée sur la nature identique des symptômes, tout en conservant la forme sous laquelle ils se présentent, est venue mettre ordre à un nombre considérable de manifestations qui jus- qu'alors avaient été décrites d'une manière confuse, parce qu'on les avait étudiées suivant leur siège et non suivant leur nature.

Sous le nom de « tics convulsifs » se trouvaient réunis les spasmes rythmiques du visage. Sous la dénomination de « tics rotatoires » on entendait ceux du cou, etc.

[1] Pitres. *Des spasmes rythmiques hystériques* (*Gazette médicale de Paris,* 1888, nᵒˢ 12, 13, 16, 17, etc.).

Que n'a-t-on pas confondu dans le terme générique de chorée? Sans doute, on reconnaissait cliniquement la variété incomparable de ses prétendues formes, mais on s'arrêtait là. Ce n'est que le jour où Charcot est venu mettre ordre à cette confusion que la question a été nettement élucidée.

C'est par l'étude de leur étiologie et leur coïncidence avec les stigmates que Charcot a reconnu la nature hystérique de bien des cas de chorée rythmique, par exemple. « Cette maladie (la chorée » rythmique) semble, dit-il, le plus souvent liée à l'hystérie ou » d'origine hystérique, bien qu'elle puisse subsister dans quelques » cas par elle-même, en dehors de tout phénomène caractérisant » habituellement l'hystérie ([1]). »

Il est donc évident que bon nombre de spasmes rythmiques sont d'origine hystérique ; de là, généraliser et dire qu'il ne peut pas y en avoir en dehors de la grande névrose, serait imprudent, mais on aura une manière à peu près infaillible de discerner les uns des autres par la recherche des stigmates.

Les spasmes rythmiques hystériques sont passibles des mêmes réflexions que tous les accidents de même origine, comme étiologie et le plus souvent comme évolution. La terminaison leur est souvent, hélas! spéciale, car loin de disparaître rapidement, ils se fixent dans un organisme avec une ténacité désespérante. Charcot le répète maintes fois dans ses *Leçons du mardi* pour tous les cas de ce genre, et en particulier dans la leçon n° 1 (1888-1889, p. 7), où, à propos d'un cas de bâillement chez une jeune fille de dix-sept ans, il dit : « A tout prendre, les phénomènes de l'hystérie convulsive vulgaire, » régulière, sont bien moins tenaces, moins inaccessibles que ne le » sont, dans leur monotonie désespérante, la toux, l'aboiement » hystérique et aussi le bâillement. Il y aurait avantage, si faire se » pouvait, ainsi que l'a bien montré M. le professeur Pitres, à favo-

---

([1]) Charcot. *Leçons sur les maladies du système nerveux*, t. III, p. 217.

» riser le développement des attaques, dans l'espoir de changer le
» cours des choses et de rendre la maladie, dans son ensemble, plus
» accessible à l'influence des moyens thérapeutiques. »

Les observations que nous avons recueillies se rapportent aux trois groupes établis par notre maître. L'une est un exemple de spasme du sterno-cléido-mastoïdien, deux de chorée saltatoire et trois de spasmes rythmiques respiratoires, dont un cas de bégaiement très remarquable. Ils sont en harmonie parfaite avec les règles établies, sauf pour la terminaison, puisque sur six cas nous avons obtenu trois guérisons et deux améliorations.

OBSERVATION XII (personnelle) (¹).

Tremblement hystérique à forme trépidatoire du membre inférieur droit chez un alcoolique.

SOMMAIRE : Homme, quarante-deux ans, sans hérédité névropathique, faisant abus des boissons alcooliques. A la suite d'accidents cérébraux mal définis et d'un accès de délire alcoolique, apparition brusque d'un tremblement trépidatoire du membre inférieur droit, se produisant seulement dans la position verticale. Cet accident, après avoir persisté pendant cinq mois, guérit subitement à la suite d'une séance d'aimantation. Stigmates hystériques multiples.

Roub..., Pierre, âgé de quarante-deux ans, tailleur, entré dans le service de M. le professeur Pitres, salle 16, le 21 novembre 1887.

Antécédents héréditaires. — Les grands-parents sont morts à un âge très avancé et jouissaient, paraît-il, d'une santé robuste.

Le père, âgé de soixante-quatorze ans, travaille encore la terre. Sa conduite a toujours été régulière; jamais il n'a commis d'écarts de régime.

La mère a succombé à une maladie de poitrine, à l'âge de soixante-deux ans. Elle n'était pas violente et n'a présenté aucun accident nerveux.

Un frère, âgé de quarante ans, se porte fort bien et ne s'adonne pas à la boisson.

Enfin, dans les collatéraux, on ne trouve aucun névropathe.

Antécédents personnels. — L'enfance de Roub... s'est écoulée sans encombre. Il ne se rappelle pas avoir entendu dire qu'il ait eu de maladie.

(¹) Ce malade a été présenté par nous à la Société d'anatomie et de physiologie de Bordeaux, dans ses séances des 19 et 26 novembre 1888.

Depuis l'âge de vingt ans, il s'est adonné à la boisson sans mesure aucune. Aussi lui arrivait-il plus d'une fois de ne pas être dans son état normal. Interrogé sur ses habitudes alcooliques, il répond que tous les matins il buvait de petits verres d'eau-de-vie, plusieurs bitters ou absinthes avant de manger, quelques bocks dans la journée, sans compter le vin qu'il absorbait au cours de ses repas.

Outre qu'il s'était adonné à la boisson par plaisir, notre homme s'y livrait d'autant plus qu'il s'occupait énormément de politique et que pas mal de soirées et de journées s'écoulaient dans les cafés ou les cabarets pour discuter. Convaincu de la justesse de ses opinions, il n'avait qu'un souci, celui de ramener à sa doctrine ceux qui la combattaient. Aussi parlait-il avec ardeur.

Au début de l'année 1887, Roub... s'aperçut que sa santé n'était plus celle d'autrefois. Il avait quelques vertiges, la marche manquait d'assurance, surtout la nuit, et ses forces diminuaient sensiblement. Tout cela l'intimida fort peu, car il ne changea rien à ses habitudes.

Le 15 mars de la même année, notre sujet travaillait dans son atelier quand il sentit une faiblesse extrême dans tout le côté droit. Son bras et sa jambe ne fonctionnaient plus aussi bien, la parole était facile, mais l'intelligence paraissait obnubilée.

En présence de cette situation, il cessa son travail et se coucha; il garda le lit deux ou trois jours. Au bout de ce laps de temps, il reprit ses occupations, mais non tout à fait rétabli, car il souffrait beaucoup de la tête, avait plus de vertiges qu'avant, marchait encore plus péniblement dans l'obscurité et son intelligence n'était plus aussi nette. Il se demandait s'il n'allait pas tomber dans l'imbécillité. Malgré tout, son amour pour les boissons reprit le dessus et, loin de se ralentir, il revint au café et but à son habitude, dans l'espoir de noyer ses chagrins.

L'état de sa santé empira de plus en plus, si bien qu'au mois de mai il eut un accès de delirium tremens qui persista huit jours. Sa surexcitation était des plus prononcées; son délire portait surtout sur la politique; ses rêves étaient fréquents, mais n'avaient point de caractères précis; le sommeil se réduisait à presque rien. En outre, tous les membres étaient *comme crispés* et le côté droit n'avait pas autant de force et de liberté d'action que l'autre.

Lorsque le délire fut dissipé, Roub... se rendit compte de sa situation et gémit sur son sort. Dès lors, il prit la résolution d'en finir avec les boissons.

Son état avait subi quelque amélioration quand, une nuit, au milieu de son sommeil, il fut réveillé brusquement par des secousses violentes et continues dans le membre inférieur droit. Surpris de ce phénomène, il quitta le lit, se leva et se dirigea vers une table où se trouvait de l'eau. Dès qu'il en eut absorbé un verre, les secousses cessèrent (?). A son dire, c'était une sorte de tremblement très intense qui ne l'empêchait pas de remuer sa jambe, mais ne lui permettait pas de la diriger ou de la maintenir sur le sol, malgré tous ses efforts. Quoi qu'il en soit, le reste de la nuit fut bon et ce n'est que le lendemain au réveil que Roub... constata, dès qu'il fut sorti de son lit, que les secousses n'avaient pas disparu. Inquiet de ce symptôme, il consulta plusieurs médecins dont les médications restèrent sans résultat. Aussi se décida-t-il à se présenter à la consultation gratuite de l'hôpital Saint-André, où on lui conseilla d'entrer pour y suivre un traitement énergique. On le plaça dans le service de M. le professeur Pitres, où nous l'examinons le 21 novembre 1887.

État actuel le 23 novembre 1887. — Roub... est couché dans le décubitus horizontal. Sa physionomie est intelligente et son regard vif.

Interrogé sur le motif de son entrée à l'hôpital, il répond que c'est pour un tremblement de la jambe droite dont il était atteint depuis cinq mois.

Le membre, aussitôt découvert, est aussi tranquille et aussi stable que l'autre. Devant notre étonnement de ne pas constater ce qu'il nous dit, le malade ajoute aussitôt qu'il ne tremble que debout, ce dont nous nous assurons immédiatement.

Dès que le malade se trouve placé dans la station verticale, nous voyons, en effet, que le membre inférieur droit tout entier est animé d'un tremblement caractérisé par des secousses successives, courtes et à peu près égales, qui produisent des mouvements limités de flexion et d'extension du pied sur la jambe, de la jambe sur la cuisse et de la cuisse sur le bassin, sans que le pied s'éloigne beaucoup du sol. Ce mouvement rappelle en petit celui qu'exécutent certains artisans pour activer une machine à pédale, les rémouleurs par exemple.

Invité à nous dire s'il souffre de cet état de choses, nous sommes stupéfait de voir notre demande sans réponse; c'est en vain que le malade essaie de prononcer les mots, il ne peut y arriver. Grand est notre étonnement, car dans le décubitus horizontal l'élocution était facile et normale. Nous ordonnons alors au sujet de se mettre au lit. Dès qu'il s'y trouve, la parole redevient aisée. Pressé de questions, le malade nous dit qu'il lui est *impossible de s'exprimer lorsque la jambe tremble, parce qu'il ne peut remuer la langue.* Après lui avoir parlé pendant cinq minutes environ, nous le faisons replacer dans la station bipède et nous voyons, en effet, que la parole est impossible.

Dans cette situation, le malade a un aspect particulier. La face et les yeux sont assez congestionnés, les mouvements des lèvres et de la langue sont difficiles et la chute tend à se produire lorsqu'on laisse continuer le tremblement durant quelques minutes.

Par la volonté, Roub... est incapable d'arrêter le tremblement; il ne peut y arriver qu'en éloignant son pied du sol, de manière à éviter *tout contact.*

Dans la *position assise,* le tremblement se manifeste avec moins d'intensité que dans la situation précédente, mais il faut pour cela que le pied n'appuie que par l'extrémité antérieure de la région plantaire. Si la plante appuie en entier, le tremblement cesse aussitôt.

Il n'existe pas non plus quand la jambe droite est croisée sur l'autre.

Le tremblement ne se manifeste pas lorsque le malade progresse. La *marche* s'exécute avec assurance, les yeux ouverts; mais, les yeux fermés, elle se rapproche beaucoup de celle des attaques. Le malade ne peut d'abord faire que quelques pas, en déviant comme un homme ivre, et se trouve dans l'obligation d'ouvrir les paupières pour ne pas tomber. Comme il est mentionné plus haut, elle est impossible la nuit ou dans un endroit obscur.

Les autres membres ne sont le siège d'aucune secousse, ils agissent librement.

Face. — L'examen de la face ne dénote aucune anomalie; pas de déviation des traits ni de paralysie. Tous les mouvements sont faciles. Même remarque pour la langue. Ce n'est qu'avec le tremblement qu'une sorte de « raideur » siège sur ces différentes régions et que le malade ne peut user de la langue et de ses lèvres.

Le *membre supérieur droit* paraît moins volumineux que le gauche. Les masses musculaires sont flasques. Il n'y a néanmoins que de l'amaigrissement. Pas d'atrophie ni d'œdème sous-cutané. Pas de troubles trophiques superficiels. La contractilité est normale.

Le *membre supérieur gauche* est sain. Les mesures de ces deux membres donnent :

Au tiers supérieur du bras.............	Droit, 0ᵐ24 1/2; gauche, 0ᵐ25 1/2.
Au tiers moyen du bras.,.............	Droit, 0ᵐ23; gauche, 0ᵐ24 1/2.
Avant-bras, au tiers supérieur..........	Droit, 0ᵐ23 1/2; gauche, 0ᵐ24.
Avant-bras, à 0ᵐ11 du dessus du poignet.	Droit, 0ᵐ18; gauche, 0ᵐ20.

On voit, d'après ces dimensions, que le volume du membre supérieur droit (bras et avant-bras) est moindre que celui du côté opposé.

Il n'existe aucune trace de tremblement ou de contracture.

Membres inférieurs. — Rien à signaler. Les masses musculaires sont normales. Pas de tremblement dans celui du côté gauche.

Motricité. — Les segments du membre supérieur droit exécutent tous les mouvements. Mais ceux d'extension et de flexion de la main sur l'avant-bras sont assez lents. La résistance musculaire est bien inférieure à ce qu'elle devrait être chez un homme semblable.

Les segments du congénère opposé agissent librement. La *résistance musculaire* est très prononcée. Faisons remarquer en passant que le malade n'est pas gaucher.

Forces au dynamomètre : Main droite, 16 ; main gauche, 45.

Le membre inférieur droit se meut sans aucune difficulté, mais le malade offre peu de résistance aux efforts faits par l'observateur pour détruire des positions données.

Le membre inférieur gauche est tout à fait sain à ces mêmes points de vue.

Le *sens musculaire* est conservé.

Sensibilité. — On trouve disséminées sur la main, l'avant-bras et le bras du côté droit, plusieurs plaques d'anesthésie complète, ainsi que sur une petite surface ovalaire, grande comme la paume de la main, située au-dessous de l'angle de l'omoplate droite.

Parmi les muqueuses on ne trouve d'absolument insensibles aux excitations douloureuses que la conjonctive oculo-palpébrale droite et la moitié correspondante des lèvres et de la bouche.

Intelligence. — En dehors des troubles d'élocution que nous avons énumérés, il n'en existe aucun autre bien marqué du côté des facultés intellectuelles. La mémoire seule paraît diminuée. Pas de rêves spéciaux. Le sommeil est assez bon.

Appareil circulatoire. — Les battements du cœur sont normaux ; parfois quelques palpitations. Athérome peu prononcé des artères superficielles.

Appareil respiratoire. — Normal.

Appareil digestif. — Normal, pas de gastrite.

Appareil génito-urinaire. — Normal.

Organes des sens : Vue. — Acuité visuelle normale ; pas de daltonisme, pas de scotôme. Rétrécissement concentrique des deux champs visuels.

Odorat. Goût. Ouïe. — Normaux.

Toucher. — Très diminué sur toute la surface palmaire de la main droite. Le malade reconnaît avec une certaine hésitation les objets qui y sont placés.

Réflexes. — Rotuliens, exagérés des deux côtés ; plantaires, nuls ; testiculaires, diminués ; Rosenbach, normal ; pupillaires, normaux ; pharyngien, aboli.

Pas de trépidations épileptoïdes des pieds ni de la rotule.

TRAITEMENT. — AGENTS MODIFICATEURS DU TREMBLEMENT.

Le premier des agents modificateurs auquel nous avons recours est la *Bande d'Esmark.*

Employée trois fois et laissée à chaque séance pendant dix minutes, nous obtenons certaines modifications.

Le tremblement ne se produit pas avec autant d'intensité pendant que le membre est comprimé. Le malade se tient debout assez facilement et parle avec plus d'aisance.

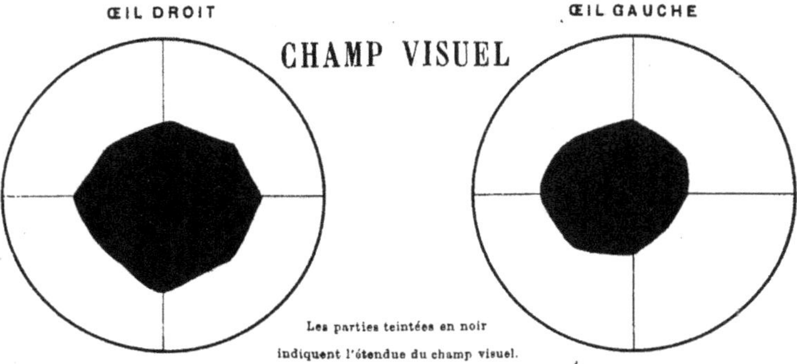

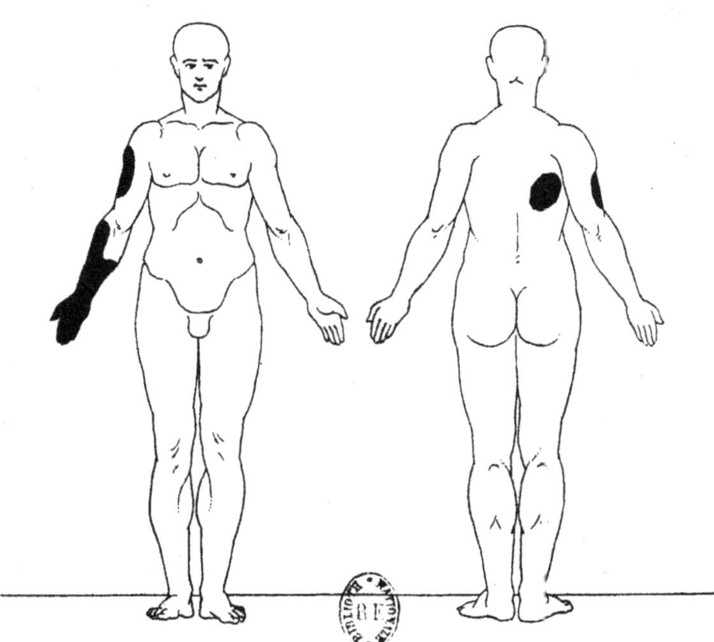

Observation XII

Roub. Tremblement hystérique à forme trépidatoire
du membre inférieur droit chez un alcoolique.

Après l'enlèvement de la bande le tremblement n'existe presque pas, mais revient au bout de trois minutes à son état primitif.

Le Dr Bergonié, auquel nous adressons le malade, emploie, durant quinze jours, les courants électriques statiques et continus. Le tremblement ne disparaissait qu'au moment de la tétanisation musculaire et reprenait aussitôt qu'elle cessait.

L'hydrothérapie, les bains ne fournissent aucune amélioration.

L'hypnotisation est impossible à obtenir.

A bout de ressources, nous employons l'*aimant*.

L'application est faite sur la racine de la cuisse droite (face externe). Au bout d'une heure, nous constatons que *tout tremblement a disparu* et que le malade se tient debout, assis ou dans toute autre situation sans en être incommodé.

Pas de transfert ni de modification dans la sensibilité cutanée.

Le malade, content de ce succès, applique l'aimant tous les matins pendant une heure. Il sort au bout de huit jours et après un mois de séjour à l'hôpital (du 21 novembre au 21 décembre 1887). Il nous promet, sur nos conseils, d'abandonner ses habitudes, non seulement parce qu'il ne voudrait pas voir revenir son tremblement, mais surtout parce qu'il veut conserver sa tête.

Le 16 juin 1888, Roub... entre de nouveau dans le service pour son tremblement. Examiné, le tremblement présente les caractères identiques à ceux décrits plus haut. Il s'est développé brusquement à la suite d'une querelle avec sa belle-sœur.

Nous lui demandons s'il a tenu sa promesse de sobriété ; il nous répond qu'il a cessé tout à fait, si bien que la veille de son entrée il s'est laissé aller à prendre une demi-tasse de café chez un de ses amis, et qu'il est sûr que c'est à cette cause que doit être rapportée sa nouvelle crise de tremblement.

« Je ne bois plus, nous dit-il, je vous l'affirme, il me serait même impossible » de boire la moindre des liqueurs. Je sens que je serais repris de ma maladie » d'autrefois si je recommençais. »

Nous lui appliquons l'aimant pendant une heure. Au bout de ce laps de temps, plus de tremblement, pas de transfert.

Le malade suit ce traitement pendant cinq jours et sort le 21 juin.

Le 9 novembre 1888, troisième reprise du tremblement à la suite d'une discussion avec son père, au sujet d'affaires de famille. Nouvelle application d'aimant pendant une heure. Nouvelle guérison. Pas de transfert. Le malade sort trois jours après.

Il est revenu souvent pour nous demander des bains. Son tremblement n'existe plus. Il suit un régime sobre et se porte aussi bien que possible. Seul, son membre supérieur droit n'a pas encore recouvré complètement sa force.

L'observation qu'on vient de lire est celle d'un hystéro-alcoolique présentant des symptômes complexes dépendant les uns de l'intoxication, les autres de l'hystérie. A quel groupe faut-il rattacher le tremblement trépidatoire dont nous avons longuement indiqué les caractères ? A notre avis il ne saurait y avoir de doute : il s'agit là d'un tremblement hystérique et non d'un tremblement toxique. La nature hystérique est démontrée par sa limitation à un seul membre, par son apparition constante dans la position verticale, et sa disparition dans le décubitus horizontal ; par sa persistance, malgré la cessation des abus alcooliques, par ses récidives sous l'influence de simples émotions morales, enfin par sa guérison soudaine à la suite de l'application de l'aimant. Il est certain que l'alcoolisme a agi comme cause prédisposante ; sans son intervention le malade n'aurait peut-être jamais eu d'accidents hystériques. Mais ce n'est pas directement et par un simple phénomène d'imprégnation des centres nerveux par l'agent toxique que s'est développé le tremblement spécial qui a fixé notre attention. Le tremblement alcoolique vrai a d'autres caractères : il est généralisé ; il disparaît par le fait seul de la tempérance prolongée ; il ne cesse pas brusquement à la suite de l'application d'un agent esthésiogène.

OBSERVATION XIII (personnelle).

Tremblement hystérique à forme trépidatoire des deux membres inférieurs.

SOMMAIRE : Homme, quarante-six ans, fils d'hystérique, ayant fait dans sa jeunesse de grands excès vénériens et alcooliques. A la suite d'une grande émotion morale, attaque de nerfs suivie d'un tremblement trépidatoire des membres inférieurs persistant depuis dix ans. Stigmates hystériques nombreux.

Guin..., sculpteur, âgé de quarante-six ans, entré le 3 août 1885 à l'hôpital Saint-André, salle 16, service de M. le professeur Pitres.

Antécédents héréditaires. — Grand-père paternel mort de la goutte.

Grand-mère paternelle morte de vieillesse à quatre-vingt-dix-huit ans.

Père mort d'apoplexie à soixante-dix-huit ans.

Aucun antécédent du côté des parents de la mère.

Mère sujette à des attaques de nerfs avec perte de connaissance.

Trois frères et quatre sœurs du malade jouissent d'une bonne santé.

Antécédents personnels. — Aucune maladie du bas âge ou de l'enfance.

A vingt ans, il s'engage dans les spahis, reste cinq ans en Algérie et au Sénégal, fait la campagne d'Italie sans avoir été malade.

Pendant un séjour en Afrique, excès d'absinthe à la suite desquels il a un tremblement localisé aux deux mains. Effrayé, il abandonne cette triste habitude et, peu de temps après, les mains reviennent à leur état de stabilité normale.

Le coït a toujours été pratiqué sans modération. Jamais d'accidents vénériens.

Marié en 1865, il devient veuf onze ans après (1876). Vingt-neuf jours après la mort de sa femme, il est vivement ému par un accident arrivé à sa fille âgée de sept ans. Il sortait de son travail et arrivait chez lui lorsqu'il entendit sa fille l'appeler. Levant la tête, il l'aperçoit suspendue aux barreaux du balcon de son appartement, le corps entier dans le vide. Ayant appelé au secours, il prit le parti de dresser une échelle, y grimpa, et enfin arrivant jusqu'à son enfant, il la saisit et la replaça sur le balcon ; puis il entra dans son appartement, et à la suite de cette émotion surgit une grande crise de nerfs qui dura dix-neuf heures et dont il ne peut fournir aucun détail.

Le lendemain, se trouvant à son aise, il voulut se lever pour se rendre à son travail, mais il ne put le faire par suite des douleurs dont étaient le siège les deux gros orteils, les tibias et le flanc gauche. Ces orteils étaient, paraît-il, déformés et enflés (?).

Enfin, au bout de quelques jours, il put reprendre ses occupations.

Six mois après l'accident survenu à sa fille apparurent des crises de nerfs dont il sera question à l'état actuel.

Peu de temps après s'est manifesté du côté des membres inférieurs un tremblement léger, tantôt unilatéral, tantôt bilatéral, qui d'intermittent est devenu permanent. Nous en parlerons plus longuement dans la suite.

La marche n'était possible qu'à l'aide d'un bâton, par suite du tremblement dont les membres inférieurs étaient animés. De temps à autre quelques douleurs à type lancinant s'y montraient, mais ne disparaissaient que peu à peu.

Dès lors, le malade, ne pouvant se soigner chez lui, entra dans les hôpitaux de Paris où les plus grands maîtres portèrent les diagnostics de : *myélite transverse ; ataxie locomotrice ; paralysie agitante ; sclérose en plaques ; myélite diffuse.*

Divers traitements furent prescrits. Hydrate de chloral, iodure et bromure de potassium, chlorhydrate de morphine. Bains sulfureux, eaux minérales, électricité, etc., etc.

Durant ses divers séjours dans les services hospitaliers Guin... a ressenti les troubles suivants.

L'appétit variait énormément : très prononcé pendant un jour, il était nul pendant une semaine.

L'estomac digérait difficilement. Parfois crises de vomissements de deux et trois jours, vomissements se faisant sans effort et sans douleur.

La soif a toujours été vive.

Le besoin d'uriner demandait à être satisfait immédiatement, sinon la miction devenait douloureuse.

Les pertes séminales ont, paraît-il, été nombreuses et se manifestaient pendant les efforts de la défécation, pendant le sommeil, en dehors de toute excitation génésique.

Le sens génital était amoindri considérablement.

Guin... a eu de la diplopie. Pendant quatre ans sa vue a été si faible qu'il ne pouvait ni se conduire, ni lire, ni écrire, ni reconnaître les personnes amies.

Le goût et l'odorat ont disparu à la suite du traitement au chloral (?).

Le malade a eu des hallucinations de la vue le jour et la nuit. Le plus souvent il parlait avec sa mère sans que celle-ci lui répondît. La nuit, des cauchemars épouvantables et de toute espèce le tourmentaient.

La parole et la mémoire lui ont souvent fait défaut.

Dans une circonstance, il lui est arrivé l'aventure suivante que nous citons, entre beaucoup d'autres, pour montrer l'état de trouble de ses facultés, à certains moments.

Une année, au mois de juillet, le malade se dirigea vers la gare d'O... sans motif. Durant le chemin il ne voyait que des figures sinistres et rien ne lui paraissait naturel. Le temps était à l'orage et les éclairs se répétaient à tout instant. Enfin il arrive au guichet des billets et répond à l'employé, qui lui demandait où il allait : « N'importe où ! » Celui-ci, voyant qu'il avait affaire à un original, lui remit un billet pour une localité voisine. Pendant le trajet, il se figurait aller à la rencontre d'un parent. Arrivé à l'endroit désigné, il s'est promené, puis est revenu à Paris ennuyé de cette escapade.

Interrogé sur les causes par lui présumables de ce voyage, il répond que la veille, au lieu de se faire une piqûre de morphine pourcalmer ses douleurs, il avait bu la moitié de la petite bouteille de solution.

Il faisait abus de morphine et ne se trouvait à peu près bien qu'à cette condition.

Enfin, tous les six mois chute sans douleur des ongles des gros orteils.

Ce qui précède a été écrit par le malade lui-même d'une façon très convenable, tant au point de vue du style que de l'orthographe. Les détails ont été mis en ordre par nous pour la publication de l'observation. C'est dire, par conséquent que son intelligence est assez nette, que sa mémoire, qui lui avait fait défaut pendant sept ou huit mois, a complètement reparu.

État du 20 août 1885. — La parole est redevenue facile. Toutefois les mots ne peuvent être prononcés, par moments, avec la même facilité qu'à l'état normal. C'est aussi bien de la dyslogie que de l'amnésie du mot.

Guin... est un homme de grande taille, maigre, élancé, donnant toutes les apparences de la santé.

Ce qui l'affecte le plus, et ce pourquoi il vient réclamer des soins, c'est tout à la fois des attaques de nerfs, du tremblement pendant la marche, des douleurs vives le long de la colonne vertébrale et la tuméfaction de la partie inférieure et gauche de l'abdomen.

Les crises nerveuses surviennent de la façon la plus irrégulière. Il se passe quelquefois huit, dix, quinze jours sans que le malade en soit affecté ; à une certaine époque, il a même passé deux mois sans en être atteint ; mais d'autres fois, elles se reproduisent à intervalles beaucoup plus rapprochés au nombre de trois par exemple en quarante-huit heures, ce qui est chez lui le maximum de fréquence.

La cause la plus ordinaire est une contrariété, une vive émotion, un chagrin quelconque ; mais dans la grande majorité des cas, aucune cause appréciable ne peut être invoquée. Elles surviennent sans motif apparent, au milieu du plus grand calme quelquefois.

C'est la nuit qu'elles apparaissent avec le plus de fréquence. Si le malade dort, il est réveillé par les prodromes de l'attaque et la subit éveillé. Jamais, affirme-t-il, il n'a eu de crise en dormant.

Toutes les crises ont été annoncées par des *prodromes* certains, sauf à trois reprises différentes où la chute à terre a été brusque, rapide, les phénomènes précurseurs ayant absolument fait défaut. Ces prodromes sont, par ordre, une coloration spéciale des deux éminences hypothénar, une sensation de constriction à la gorge, et la présence d'un corps, comparé à une boule, dans la région épigastrique. En temps ordinaire, et depuis huit ans déjà, c'est-à-dire un an après le début de la maladie, les éminences hypothénar des deux mains sont le siège d'une coloration rouge rosée très vive, tranchant par sa vivacité même sur les parties environnantes. A la face palmaire de la première phalange de l'index droit existe une tache de même couleur, mais de très faible dimension.

Toutes ces parties, colorées deux heures quelquefois avant l'attaque, voient tout à coup leur coloration s'exagérer, passer du rouge au violet, ce qui serait un indice certain de crise très proche. Cependant, comme après le repas la variation de couleur se produit encore, il y a souvent erreur de la part du malade qui, attendant une crise qu'il considérait comme certaine, ne l'a pas vu se produire.

La sensation de constriction à la gorge est analogue à celle que feraient éprouver deux mains serrant le cou avec force. L'oppression cependant n'existe pas, la respiration est parfaitement libre ; la parole est perdue, la langue est comme paralysée, le malade ne peut articuler un son. Ce phénomène se produit un quart d'heure, une demi-heure quelquefois avant la crise, cesse au moment où celle-ci débute et se présente avec la plus grande constance.

La sensation de boule au creux épigastrique, bien que n'annonçant pas infailliblement l'approche de la crise, n'en est pas moins un |phénomène constant qui précède d'une heure ou deux quelquefois l'apparition des premiers accidents. Il semble au malade qu'il ait à ce niveau une tumeur intérieure de la grosseur d'un œuf environ, qui naît au point même où il est appelé à la sentir pendant des heures, ne provient de nulle autre part, et s'immobilise sans voyager dans le reste du corps. Pendant la crise elle persiste encore et quelquefois une heure, deux heures, trois heures après elle n'est pas éteinte.

Enfin, sentant approcher le moment de son attaque, le malade se couche pour ne pas tomber. S'il est debout, la chute est inévitable. Les divers phénomènes qui caractérisent la crise sont, au dire du malade lui-même, car jusqu'ici il ne nous a pas été donné de nous en apercevoir, les suivants.

La sensation de constriction de la gorge et celle de la boule épigastrique s'exagèrent brusquement. Le malade pousse alors un cri involontaire à peu près constant, dont il se souvient très bien ensuite, et tombe à l'endroit où il se trouve. En même temps, il est saisi le long de la colonne vertébrale et dans les jambes, surtout la gauche, de douleurs vives, lancinantes, très aiguës, qu'il compare à celles produites par le scarificateur. Ces douleurs attendent, pour se produire dans toute leur intensité, l'instant de la crise : elles apparaissent déjà quelques minutes avant, mais avec un caractère bien moins accentué.

Le malade une fois à terre, les mouvements cloniques commencent à se produire dans les quatre membres et à la face. Les dents sont serrées, les mouvements volontaires des mâchoires impossibles ; jamais la langue n'a été mordue, jamais il n'y a eu d'écume aux lèvres.

Pas d'aura sensorielle.

Pendant l'attaque, bien qu'il ait les yeux grands ouverts ou qu'on les lui ouvre tout exprès, Guin... n'aperçoit absolument rien, et cet état, outre qu'il le frappe déjà vivement, persiste encore quelque temps après la fin de la crise. Mais il n'en est pas de même de l'ouïe. Il entend parfaitement, affirme-t-il, ce qui se dit autour de lui, les paroles fussent-elles prononcées à voix basse : il lui est arrivé fréquemment de répéter aux gens étonnés les phrases qu'il leur avait entendu échanger autour de son lit.

Après une demi-heure ordinairement, rarement une heure, plus rarement encore quelques minutes, le calme se fait, les mouvements s'apaisent, les douleurs deviennent plus rares ; la sensation de boule persiste encore quelque temps, la vue revient progressivement, la crise, en un mot, disparaît. Pendant quelques instants encore, le malade lutte avec les derniers vestiges de son attaque, il distingue les objets dans un brouillard, la parole est embarrassée, la sensation de boule épigastrique, pénible, puis tout disparaît pour laisser place à l'état normal.

Une fois le calme rétabli, le malade revoit dans son souvenir les différents épisodes de son attaque, car toujours la mémoire persiste et lui permet de se rappeler tout ce qui s'est passé depuis le cri initial jusqu'à la période de déclin.

Douleurs spontanées. — Indépendamment des phénomènes douloureux qui précèdent ou accompagnent l'attaque, Guin… éprouve encore des douleurs dans l'intervalle de ses crises, localisées plus spécialement le long de la colonne vertébrale et dans les jambes. Il en a déjà été question lors de la description de l'attaque.

Ces douleurs sont continuelles ; elle n'offriraient aucune espèce de rémission, mais leur intensité serait des plus variables.

La *sensibilité*, au contact et à la piqûre, est partout conservée, sauf en deux points qui correspondent à la partie interne de l'articulation des genoux et représentent en surface celle de la paume de la main. En ces points, le contact superficiel n'est pas senti, non plus que celui d'un corps très froid. L'arrachement des poils à ce niveau, la piqûre de l'épingle ne sont pas perçus.

A la plante des pieds, la sensibilité, qui avait presque totalement disparu autrefois, est revenue aujourd'hui.

Hormis les points cités plus haut, la surface cutanée réagit à la piqûre avec une rapidité, une énergie qui donne à croire qu'il existe plutôt là de l'hyperesthésie légère généralisée.

Le contact, le chatouillement sont également perçus partout ailleurs. Il n'existe aucune espèce de retard ni de dédoublement ; le malade rapporte au point véritable la sensation désagréable que lui produit la pointe de l'épingle. Il n'y a donc pas d'erreur de localisation.

La sensation de chaleur est normalement perçue sans amener de réaction particulière. Il n'en est pas de même du froid ; quelques gouttes d'eau projetées sur l'abdomen, mais plus spécialement sur les jambes, amènent une vive réaction chez le malade, qui paraît en souffrir. Les membres inférieurs sont le siège à peu près unique de cette vive réaction.

Les *métaux* n'ont jamais produit par leur contact de sensation spéciale. Cependant le malade se rappelle qu'il lui est à peu près impossible de saisir *en hiver* une barre de fer à pleines mains. Il lui semble que le métal s'attache à la peau et le brûle.

Le *sens musculaire* ne paraît pas conservé dans toute son intégrité. Il arrive au malade de ne pas se rendre un compte exact de la position de ses membres au lit, de ne pas savoir par exemple quelle est celle qui est croisée sur l'autre. Les yeux fermés, il saisit assez facilement son talon droit porté d'avance dans une position quelconque, mais il n'en est plus de même si l'on expérimente avec le talon du côté gauche, côté plus faible où le tremblement est exagéré. Il y a alors une certaine hésitation bien plus marquée que lorsqu'il s'agit du côté opposé.

Les deux mains, les yeux étant fermés, sont portées exactement à la même hauteur. Mais dans les mêmes conditions il n'est pas toujours facile au malade d'apprécier exactement la qualité des objets qu'on lui met à la main. Il se plaint de n'en pas bien saisir les contours ni la forme, de saisir quelquefois, par exemple, un porte-plume en sens inverse, se figurant tenir le fer entre les doigts. Ces erreurs de sensations ne sont pas constantes, s'exagèrent à certains moments sous des conditions indéterminées.

Mouvement. — Guin... passe au lit la plus grande partie de sa journée; non pas qu'il lui soit impossible de marcher, mais parce que le tremblement, dont il sera question tout à l'heure, s'apaise et disparaît dans la position horizontale. Il peut aller et venir, faire même au besoin un kilomètre, avec quelques arrêts, mais la fatigue arrive vite et la marche devient alors impossible.

Cette *marche* s'opère dans les conditions suivantes. Le malade, aidé de sa canne, porte une jambe devant l'autre par une sorte d'oscillation brusque et n'appuie sur le sol que la partie antérieure de la plante du pied. Au moment où celle-ci appuie sur le sol, le corps tout entier est pris d'oscillations verticales rapides, très rapprochées, qui font trembler jusqu'à sa parole lorsqu'il répond aux questions qu'on lui adresse alors. Tout en avançant, les jambes sont très écartées, les yeux fixés sur le sol et sur ses pieds pour éviter les chutes. Le terrain, en effet, quelle que soit sa nature, lui paraît élastique, absolument semblable à un sommier, suivant son expression.

Au bout de quelques pas il s'arrête volontiers et s'appuie sur quelque objet à portée de la main. Si la fatigue arrive si vite, il faut bien noter qu'une des raisons en est que la jambe droite exécute presque tout le travail, le malade s'appuyant de préférence sur elle, à cause de la faiblesse et du tremblement de la jambe gauche.

Le malade donne pour raison de sa marche sur la pointe du pied que c'est là une position qui lui est devenue naturelle, comme instinctive, la marche à plein pied, le talon appuyé, exagérant l'instabilité de l'équilibre, le tremblement et provoquant surtout, le long de la colonne vertébrale, l'apparition de douleurs vives, lancinantes, intolérables.

La *marche à reculons* est absolument impossible; les oscillations s'exagèrent et l'équilibre est immédiatement perdu. Le retour brusque pour revenir sur ses pas ne peut lui-même s'accomplir; le malade le fait lentement, avec toutes sortes de précautions et ne parvient que de cette façon-là à éviter les chutes.

Les *yeux fermés*, la marche est impossible, la station verticale elle-même est difficile. Au bout de quelques secondes l'équilibre se rompt et le malade ouvre involontairement les yeux pour se retenir à un appui quelconque.

Tremblement. — Le tremblement des membres inférieurs n'est pas un phénomène constant; il ne s'observe que lorsque le malade est hors de son lit. Alors, soit qu'il marche, soit qu'il demeure assis, ses deux jambes sont animées d'une rapide trépidation verticale qui secoue tout son corps. Ce tremblement s'exagère lorsque le malade appuie volontairement le talon sur le sol; mais, indépendamment de cette condition, il est assez violent pour l'avoir empêché, depuis longtemps, de s'asseoir sur les bancs des promenades ou des jardins publics, dans la crainte d'éveiller l'attention des gens.

Aux membres supérieurs, pendant le repos ou les mouvements, le tremblement est nul. A la langue, on remarque une sorte d'instabilité de tout l'organe.

Sens spéciaux : Vue. — La vue a baissé sensiblement chez Guin... depuis environ trois ans; cependant il distingue encore facilement les objets. — Pas de strabisme. — Pas de paralysie des muscles du globe; pas de nystagmus. Les pupilles paraissent à peu près punctiformes. Leur réaction à la lumière est très faible, presque nulle; à l'accommodation on l'apprécie davantage.

La diplopie est un phénomène journalier chez le malade; il l'observe particulièrement le matin, aussitôt après le réveil, et le soir, à la lumière des lampes.

Ouïe. — A la suite d'un coup de canon tiré à trois pas de lui, pendant la guerre d'Italie, il a perdu l'ouïe de l'oreille gauche (rupture probable de la membrane du tympan; un jet de sang s'est échappé du conduit auditif).

A droite, ouïe normale.

Goût et odorat. — Anesthésie complète du goût et de l'odorat; ainsi le malade peut avaler des aliments très chauds et manger de la glace sans en être aucunement averti; aussi, pour apprécier la qualité des aliments, il se guide par la vue.

Troubles trophiques. —. A titre de particularité intéressante et indépendamment des plaques rosées des deux éminences hypothénar dont il a été question plus haut, le malade présente une déformation particulière des mains et des pieds. Les paumes des mains, de même que leur face dorsale, sont maigres et plates, sans atrophie musculaire.

Les doigts sont légèrement fléchis, et le malade ne peut pas toujours les étendre complètement à sa guise. Cet état aurait débuté il y a trois ans. Toutefois, pas de griffe.

Aux pieds, saillie des tendons extenseurs des doigts, amaigrissement et dépression des espaces qui les séparent, extension de la première phalange sur le métatarse, flexion des autres phalanges sur celle-ci.

Les ongles des deux gros orteils tombent régulièrement deux fois par an. Ils repoussent dystrophiés, et avec cette particularité singulière, que le malade peut les enlever lui-même facilement, sans amener aucune souffrance.

Appareil digestif. — Plusieurs dents sont tombées sans douleur; depuis quelque temps elles se consolident, au dire de Guin... Cet état tiendrait à l'abus de chloral dont il a pris jusqu'à 16 grammes par jour.

Appétit faible, digestions difficiles; quelques vomissements arrivant par crises tous les trois mois, dans des conditions indéterminées.

Constipation habituelle.

Appareils respiratoire et circulatoire. — Intacts.

Le malade a de la *polyurie* et de la *pollakiurie*. Il émet en moyenne six litres d'urine par vingt-quatre heures. Leur examen a démontré un excès de chlorure de sodium.

Les *pertes séminales* examinées au microscope ont décelé la présence de spermatozoïdes.

Réflexes. — Plantaires, *nuls;* rotuliens, *exagérés;* testiculaires, *normaux;* de Rosenbach, *aboli;* pharyngien, *intact.*

Champ visuel rétréci concentriquement des deux côtés.

Les détails qu'on vient de lire ont été recueillis lors de l'entrée de Guin... dans le service de M. le professeur Pitres, c'est-à-dire au mois d'août 1885. Ceux qui suivent ont été pris en juillet 1886, un an après.

État du 19 juillet 1886. — L'intelligence est toujours nette, la parole est facile, la dyslogie a complètement disparu. Les mots arrivent aisément.

Les crises de nerfs sont aussi fréquentes que par le passé, mais bien moins longues.

Zones spasmogènes. — Elles peuvent être provoquées par la pression de deux points principaux : 1° la région dorsale de la colonne vertébrale, 2° la fosse iliaque gauche, qui constituent par suite des zones spasmogènes.

En mettant l'une de ces zones en action, on suscite immédiatement une attaque dont voici la description :

Guin... étant assis se lève, tourne sur lui-même et tombe sur le dos dans le décubitus dorsal, la jambe droite croisée sur la gauche. La contracture est généralisée, le tremblement des jambes est intense.

Au bout de trente-deux secondes, il ramène les coudes auprès du corps et fléchit les avant-bras sur les bras, puis il revient à lui.

La durée de la crise ne dépasse pas une minute.

Pas d'émission de cri initial, ni d'urine; pas de respiration stertoreuse.

On aide le malade à se relever, il s'assied et l'on constate que le tremblement des jambes est plus fort que d'habitude.

A peine revenu, Guin... parle et répète ce qu'on a dit autour de lui pendant la crise.

Le *tremblement* s'est considérablement amendé ; le talon droit seul peut être appuyé sur le sol.

Le malade marche beaucoup plus facilement, mais le sol lui paraît toujours élastique.

Depuis le mois de mars, nous avons constaté qu'après une fatigue prononcée les jambes et les cuisses augmentent de volume. Cette augmentation n'est pas de l'œdème, car la peau ne conserve pas l'empreinte du doigt. Toutes les masses molles semblent y participer. Les mesures prises tous les jours pendant cinq mois, matin et soir, indiquent en moyenne une augmentation de 4 à 5 centimètres à la fin de la journée.

L'état de la *sensibilité cutanée* n'est pas modifié depuis l'an passé.

La *friction* énergique des plaques d'anesthésie ne ramène pas la sensibilité.

Application de sinapisme au niveau de la zone anesthésique du genou droit.

Au bout de dix minutes, la peau sous-jacente au sinapisme est très rouge ; pas de sensation de picotement ; la piqûre d'épingle n'est pas perçue. Aucune modification du côté opposé.

Appliqué sur les parties sensibles de la cuisse droite, la cuisson du sinapisme est bien ressentie après quelques instants.

Les *métaux* n'ont en rien amélioré l'état de la sensibilité. Mis en contact avec les parties normales, ils provoquent par leur température basse une sensation très désagréable. Nous nous en sommes assuré en réchauffant les pièces métalliques et en les appliquant de nouveau sur la surface cutanée ; dans ces nouvelles conditions pas de sensations désagréables.

La *muqueuse nasale* est de toutes les muqueuses la seule dont les excitations n'amènent ni réflexes ni changements d'état. Ainsi, une prise de tabac ne provoque aucune action réflexe. La sensibilité tactile est conservée.

Toutes les autres muqueuses sont normales. Leurs réflexes sont bien conservés, même pour le pharynx et pour la luette.

Des douleurs provoquées par la pression existent au niveau des testicules, de l'arête des tibias et des zones spasmogènes déjà citées. En pressant sur ces régions, le malade éprouve une sorte de *secousse électrique,* selon son expression ; cette secousse, accompagnée de douleurs, n'est assez intense, pour susciter une attaque, que lorsqu'elle provient de l'excitation des zones spasmogènes.

Tous les moyens employés pour hypnotiser le malade ont échoué.

Les fonctions du *goût* et de l'*odorat* n'ont subi aucune modification depuis un an.

Par contre, la vue a baissé sensiblement. A l'examen ophtalmoscopique on constate du synchésis blanc à droite. Les pupilles sont normales ; cependant les veines sont plus volumineuses qu'à l'état normal.

Le malade a toujours de la diplopie le matin et le soir lorsqu'on allume le gaz ; il ne paraît pas exister de paralysie des muscles de l'œil. *Champ visuel rétréci des deux côtés.*

Les *troubles trophiques* sont les mêmes ; la coloration prononcée des éminences hypothénar persiste.

Les ongles des gros orteils sont tombés au mois de décembre 1885 sans aucune douleur. Ceux qui les ont remplacés ne sont pas trop dystrophiés.

Appétit peu prononcé. Digestion difficile. Constipation habituelle.

Systèmes respiratoire et circulatoire intacts.

Cependant nous avons à noter, comme troubles fonctionnels, des crises de palpitation et d'étouffement qui effraient beaucoup le malade et qui sont survenues depuis cinq mois. La respiration manque tout d'un coup ; le malade cherche à s'accrocher quelque part ; parfois, il a eu l'idée d'ouvrir la fenêtre pour respirer plus facilement, mais il n'a jamais eu le temps de mettre cette idée à exécution, car l'accès de suffocation n'a jamais duré plus de cinq secondes. Une fois la respiration rétablie, les palpitations de cœur arrivent et persistent quatre à cinq minutes, puis tout rentre dans l'état normal.

Le *chatouillement plantaire* n'est ni perçu ni suivi de retrait des membres.

Réflexes : rotuliens, exagérés ; des *testicules*, normaux, leur compression est douloureuse ; de *Rosenbach*, aboli ; *pharyngien*, conservé.

Les douches et l'électricité constituaient le traitement du malade sans y avoir apporté d'amélioration.

Un jour, il a demandé la permission de sortir pendant vingt-quatre heures pour régler des affaires de famille, et n'est jamais plus revenu.

Les diagnostics les plus dissemblables ont été portés sur ce malade par des hommes d'une incontestable autorité, à une époque, il est vrai, où les formes frustes de l'hystérie masculine étaient insuffisamment connues.

On a parlé tour à tour d'ataxie locomotrice, de sclérose en plaques, de myélite transverse. Aucun de ces diagnostics n'explique l'ensemble des symptômes. Avec l'hystérie, au contraire, on comprend tout : l'origine de la maladie sous l'influence d'une émotion morale ; les convulsions violentes des premiers jours et les attaques atténuées qui se sont montrées par la suite; l'existence des zones spasmogènes; la présence des stigmates sensitivo-sensoriels, et enfin le tremblement trépidatoire des membres inférieurs, constituant, selon les expressions de M. Charcot, une véritable astasie trépidante, c'est-à-dire une des variétés du syndrome *astasie abasie* dont M. Blocq a rapporté récemment un bon nombre d'observations cliniques (¹).

La seule objection qu'on pourrait opposer à cette manière de voir, c'est que la maladie a persisté sans modifications notables depuis une dizaine d'années.

Mais la fugacité des manifestations n'est pas un caractère absolu de l'hystérie. On connaît bien des exemples de paralysies ou de contractures hystériques qui ont duré un temps aussi long. La ténacité des accidents paraît même être, en général, plus grande dans l'hystérie chez l'homme que chez la femme.

Nous avons cité précédemment l'observation d'un malade qui porte depuis cinq ans une paralysie hystéro-traumatique du membre supérieur droit (obs. IV), dont le diagnostic ne peut soulever aucune hésitation.

OBSERVATION XIV (personnelle).

Tremblement vibratoire des membres supérieurs.

SOMMAIRE : Homme, trente et un ans, fils d'hystérique. Tremblement léger des membres supérieurs, se montrant surtout quand les bras sont écartés du tronc. Rétrécissement concentrique des champs visuels. Abolition du réflexe pharyngien. Sensibilité cutanée normale.

Pen..., âgé de trente et un ans, employé de commerce, entré dans le service de M. le professeur Pitres, salle 16, lit 39, le 3 avril 1888.

Antécédents héréditaires. — Pas d'antécédents névropathiques du côté des grands-parents.

Le père, âgé de soixante-deux ans, est très violent; il mène une vie sobre et n'a jamais fait d'excès de boisson.

(¹) P. Blocq. *Sur une affection caractérisée par de l'astasie et de l'abasie* (*Archives de neurologie,* 1888).

La mère est morte d'une affection de la poitrine à vingt-sept ans. Elle était franchement hystérique.

Une tante du malade est très violente.

Antécédents personnels. — Rougeole à trois ans, sans aucune complication. Accidents scrofuleux (otite suppurée, conjonctivite, adénite cervicale, etc.) jusqu'à l'âge de douze ans. Jamais de convulsions ni d'attaques de nerfs.

Jusqu'à dix-huit ans, Pen... était extrêmement peureux. Ainsi il ne pouvait dormir sans que son père fût à côté de lui ou bien il lui semblait que quelque fantôme allait l'emporter. Durant son sommeil il avait des rêves fréquents et terribles. Il se masturbait assez souvent.

A dix-huit ans, il contracte un engagement volontaire pour cinq ans et se trouve incorporé dans un régiment d'artillerie à Toulouse.

Lors des inondations de cette ville, en 1875, il est commandé de service pour les sauvetages.

Un jour il part pour le lieu du sinistre un quart d'heure après avoir déjeuné et se met à la nage pour se rendre sur le toit d'une maison. Jusqu'à midi il opère des sauvetages. A ce moment-là il se trouvait dans une maison lorsque tout d'un coup elle s'écroule et notre homme est enseveli sous les décombres où il séjourne jusqu'au lendemain matin. Là il perdit complètement connaissance. A quel moment? Il ne peut le préciser, mais il suppose que c'est peu de temps après l'écroulement. Bref, on le retira le lendemain matin des décombres et on le transporta à l'hôpital militaire de Toulouse sans qu'il s'en rendît compte. Sa perte de connaissance se prolongea pendant douze jours.

Sa belle conduite fut signalée, son nom fut porté à l'ordre du jour et la médaille militaire lui fut accordée. Quelque temps après il eut une fluxion de poitrine, qui dura trois semaines, au bout desquelles il eut un eczéma intense. Tandis qu'il était convalescent, il se promenait dans les jardins de l'hôpital lorsqu'il eut des tintements d'oreilles, du brouillard devant les yeux et tomba de sa hauteur sans perdre connaissance et sans avoir de convulsions. Il se rendait compte de tout ce qui fut fait. Ainsi, on le transporta sur son lit, on lui administra des soins et au bout d'un quart d'heure il se leva. Les jours suivants il n'a pas eu d'accidents de ce genre.

On lui accorda alors un congé de convalescence de six mois pour « une bron- » chite et un affaiblissement, de jour en jour plus marqué, de la constitution, » profondément lymphatique, avec complication d'herpétisme, infirmités qui » ne peuvent être rattachées aux influences du service militaire. » (Extrait du certificat de visite.)

Il rentre alors dans sa famille où il eut un eczéma généralisé.

Après l'expiration de son congé, Pen... revient au régiment et, après quatre mois de service, il passe devant le conseil de réforme qui le propose pour sa réintégration dans ses foyers à cause « d'une bronchite chronique spécifique et » d'un affaiblissement progressif de la constitution ». (17 novembre 1879.)

Il retourne dans sa famille, y reste quelque temps et la quitte pour se placer à Bordeaux dans une maison de commerce. En 1881, le lendemain d'un bon dîner, suivi d'excès de coït, Pen... s'aperçut, en voulant boire, que sa main droite tremblait tellement qu'elle ne lui permettait pas de porter le verre à sa bouche. La main gauche se trouvait dans le même état. Ce tremblement n'existait que dans l'exécution des mouvements volontaires. Notre jeune homme n'y fit aucune attention, espérant que le repos le dissiperait. Les jours suivants il mena une conduite des plus irréprochables, et ce qu'il supposait arriva, car son tremblement disparut en grande partie. Les oscillations qui le caractérisaient étaient assez peu prononcées pour lui permettre de boire ou d'écrire. Elles n'augmentaient et ne recouvraient leur intensité première que lorsque le malade commettait des excès vénériens.

Ce n'est qu'en 1886 que le tremblement est devenu assez intense pour empêcher notre malade d'écrire, de continuer ses travaux d'employé de commerce et qu'il s'est vu obligé de se placer comme gardien dans un asile d'aliénés.

Au bout de quelques mois, il est sorti et s'est dirigé sur Bordeaux, où, après avoir rempli divers emplois, il est rentré à l'hôpital Saint-André, salle 16, lit 39, service de M. le professeur Pitres.

État actuel le 18 avril 1888. — Pen... est d'une taille au-dessus de la moyenne et d'une constitution en apparence robuste. Son embonpoint est moyen. Sa physionomie est intelligente et ses facultés intellectuelles sont assez développées.

L'appétit et les digestions ne laissent rien à désirer. Pas d'excès alcooliques.

L'examen du cœur ne décèle rien d'anormal.

Le malade accuse quelques palpitations.

L'auscultation des poumons révèle de gros râles de bronchite à la base et un peu de rudesse dans la respiration.

L'appétit vénérien est très développé. Pas de masturbation depuis plusieurs années.

Ce qui attire plus particulièrement notre attention, c'est le tremblement des membres supérieurs.

Au repos, les bras pendants, pas de tremblement. Mais dans la position horizontale on voit que les mains et les doigts sont animés d'oscillations très prononcées, uniformes et se rapprochant du type alcoolique.

Quand le malade veut porter un verre à sa bouche, il le fait difficilement et prend de très grandes précautions pour ne pas renverser le liquide qui y est contenu.

7

L'écriture est aussi à peu près impossible.

Ce tremblement est absolument involontaire. Les membres inférieurs sont animés, dit le malade, d'une sorte de trémoussement que l'observateur ne peut percevoir et qui rend la marche peu assurée.

Sensibilité cutanée anormale.

Réflexe pharyngien aboli.

Le champ visuel est rétréci concentriquement des deux côtés.

Cette observation est malheureusement fort incomplète. Le malade qui en fait l'objet est resté cinq ou six jours dans le service. Il est parti à l'improviste avant que nous ayons pu étudier à loisir les caractères de son tremblement. Nous l'avons assez vu cependant pour pouvoir nous assurer qu'il s'agissait, dans l'espèce, d'un tremblement hystérique, ressemblant par quelques-uns de ses caractères au tremblement alcoolique, mais en différant par certaines particularités dont la principale est que le malade buvant fort peu d'alcool ne peut avoir aucun des symptômes de l'alcoolisme chronique.

OBSERVATION XV (personnelle).

Tremblement hystérique à forme vibratoire de l'avant-bras droit.

SOMMAIRE : Homme, dix-neuf ans. Reçoit un coup de feu qui le blesse légèrement à l'index droit. Quinze jours après, quand la plaie est presque complètement guérie, secousses irrégulières, puis tremblement vibratoire continu de l'avant-bras droit. Rétrécissement concentrique des champs visuels. Abolition du réflexe pharyngien. Guérison après quelques séances de faradisation.

Dal... (Édouard), dix-neuf ans, cultivateur, entré à l'hôpital Saint-André, dans le service de M. le professeur Pitres, le 4 mai 1887, pour un tremblement du membre supérieur droit consécutif à une blessure de l'index.

Antécédents héréditaires. — Père, âgé de quarante-trois ans, ne présente aucun trouble névropathique.

Mère âgée de quarante ans, a souvent la sensation de constriction laryngée, mais n'a jamais eu d'attaques de nerfs. Elle n'est pas violente.

Antécédents personnels. — Jamais de maladies graves. Assez sujet aux migraines. De temps à autre il éprouve des éblouissements oculaires. Quand il

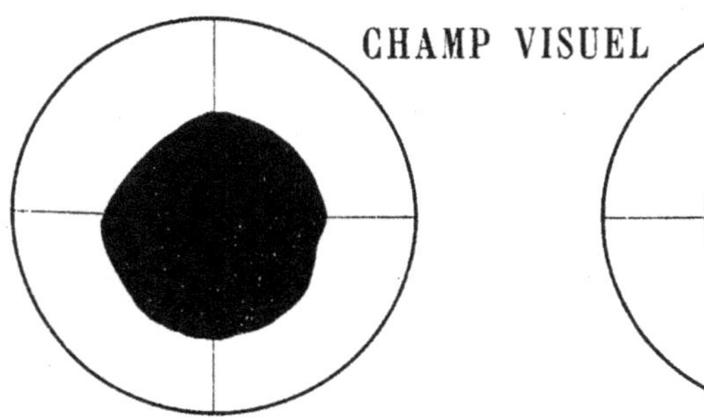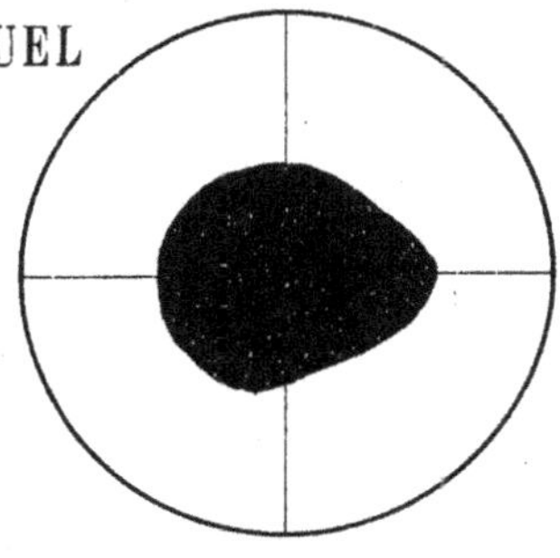

Les parties teintées en noir indiquent l'étendue du champ visuel.

Observation XIV.

Pen... Tremblement vibratoire des membres supérieurs.

regarde un objet trop longtemps, sa vue se trouble et il est dans la nécessité de fermer ses paupières pour reprendre son état normal.

Un jour, à la chasse, il veut franchir un fossé en tenant son fusil chargé à la main. Ayant glissé, il tombe sur son arme; le coup part et la charge atteint la peau des phalanges des trois derniers doigts de la main droite et fait une plaie profonde à la face palmaire de l'index correspondant. La détonation étourdit le malade qui ne se rendit pas de suite compte de sa blessure, mais, revenu à lui après quelques instants, il en éprouve de la douleur. Arrivé chez lui, on le traita par l'irrigation continue, les premiers jours, et l'application de compresses d'eau blanche dans la suite.

Au bout de quinze jours, quelques fourmillements apparurent dans l'index blessé et persistèrent pendant une vingtaine de jours. A ce moment il remarqua que, lorsqu'il appliquait les compresses d'eau froide sur sa plaie, la main et l'avant-bras malades étaient pris de trois ou quatre secousses successives.

Le lendemain, mêmes phénomènes reparaissant alors sans cause.

Ils augmentent d'intensité et de durée les jours suivants, puis s'établissent définitivement.

État actuel le 6 mai 1887. — Dal... est un grand jeune homme, fort, ayant toutes les apparences d'une bonne santé.

Les fonctions digestives et intestinales sont normales, de même que celles de respiration et de circulation. Cependant, le choc du cœur contre la paroi thoracique est fort et précipité.

Organes des sens. — Ouïe, odorat, goût, normaux.

Chatouillement des muqueuses bien perçu. Abolition du réflexe pharyngien.

Vision normale. La pupille réagit bien à la lumière, mais faiblement à l'accommodation.

Champ visuel rétréci concentriquement des deux côtés.

Membre supérieur droit. — Dans la demi-flexion de l'avant-bras sur le bras, l'avant-bras et la main sont agités de mouvements oscillatoires ramenant la main dans la pronation. Les doigts sont animés d'une sorte de frémissement vibratoire transmis. Ces mouvements s'exagèrent surtout dans la demi-pronation et disparaissent dans la supination et la pronation forcée.

Pour ces motifs, Dal... maintient son bras dans une écharpe, les doigts à demi fléchis.

A part une atrophie des muscles de l'éminence thénar, on ne constate aucun trouble trophique des muscles de l'avant-bras, du bras, de la peau ou des ongles et en particulier de l'index, qui a été le siège du traumatisme.

Tous les mouvements de l'épaule et des autres segments du membre sont normaux.

L'extension des doigts n'est incomplète que pour le médius et surtout pour l'index droit dont les articles restent à angle droit au niveau de l'articulation métacarpo-phalangienne. Si le sujet s'efforce d'étendre ce doigt, les mouvements oscillatoires prennent une amplitude plus considérable surtout quand le pouce participe au mouvement des autres doigts. Au contraire, dans les efforts de pression, les secousses oscillatoires deviennent intermittentes.

La *sensibilité* du membre est tout à fait normale sauf au niveau de l'index qui présente dans sa moitié latérale externe une plaque d'hypoesthésie remontant de la pulpe à l'articulation de la phalange avec la phalangine, et en ce dernier point on trouve une zone d'hyperesthésie limitée à la face palmaire.

Forces au dynamomètre. — Membre supérieur droit, 15 ; membre supérieur gauche, 35.

Le *sens musculaire* est intact.

Membre supérieur gauche, rien d'anormal.

Membre inférieur gauche, rien d'anormal.

A la suite d'une électrisation de courants induits, le tremblement a disparu à moitié.

Une séance d'*aimant* n'a produit aucune modification notable.

La *supination forcée* de l'avant-bras, prolongée pendant vingt minutes, a fait *disparaître le tremblement.*

L'*extension forcée* de l'index droit, maintenue avec une attelle pendant vingt-quatre heures, a provoqué des douleurs violentes dans les deux membres supérieurs.

Ces douleurs se sont exagérées au moment où on a enlevé l'appareil, et ont été assez fortes pour exiger une injection hypodermique de morphine. En outre, le tremblement s'était généralisé aux quatre membres.

Après une séance de supination forcée, le tremblement qui avait reparu dans l'avant-bras et s'était généralisé aux quatre membres, a complètement disparu.

Le malade demande alors à sortir.

Forces. — Main droite, 16 kilog.; main gauche, 32 kilog.

C'est un tremblement hystérotraumatique qu'a présenté le malade dont on vient de lire l'observation. On eût dit naguère que c'était un *tremblement réflexe,* mais cette détermination a le double défaut d'être trop compréhensive et de ne pas donner une idée exacte des rapports du traumatisme initial avec les accidents nerveux qui se développent à sa suite.

Dans l'espèce, le traumatisme a éveillé l'hystérie latente, et celle-ci s'est manifestée par des troubles multiples de la sensibilité et de la

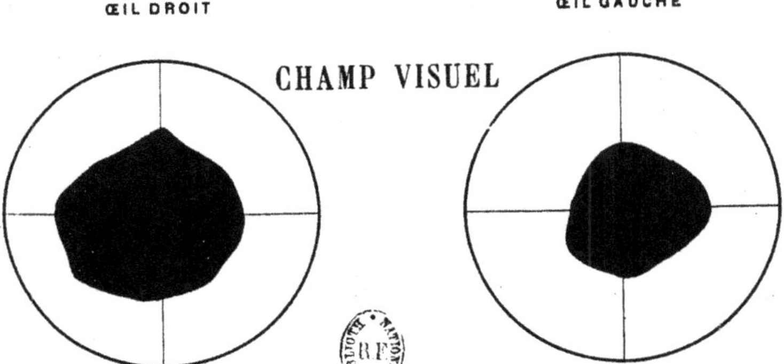

Les parties teintées en noir indiquent l'étendue du champ visuel.

Observation XV.

Dal .. Tremblement hystérique à forme vibratoire de
l'avant bras droit.

motilité : rétrécissement concentrique des champs visuels, abolition du réflexe pharyngien, tremblement localisé de certains muscles voisins de la plaie.

Observation XVI (personnelle).

Tremblement hystérique à forme intentionnelle du membre supérieur droit.

Sommaire : Jeune homme, dix-huit ans, fils d'alcoolique. A seize ans, fièvre typhoïde. Pendant la convalescence de cette maladie, hémiplégie avec contracture de la face et des membres du côté droit ; puis, quinze jours après, tremblement des deux membres de ce côté. Le tremblement disparaît peu à peu dans le membre inférieur, mais il persiste dans le membre supérieur. Il ne se produit qu'à l'occasion des mouvements volontaires. Pas d'anesthésie sensitivo-sensorielle. Rétrécissement concentrique des deux champs visuels. Réflexe pharyngien aboli. Amélioration considérable du tremblement par l'application répétée de la bande d'Esmark [1].

Dar... (Alexis), né à B... (Gironde), âgé de dix-huit ans, exerçant la profession de vacher, entre à l'hôpital Saint-André, salle 16, lit 30, service de M. le professeur Pitres.

Grand-père paternel mort paralysé à soixante-quinze ans.

Grand-père maternel, âgé de soixante-douze ans, est bien portant.

Père, âgé de quarante-six ans, jouit d'une excellente santé. Il s'enivre très fréquemment.

Mère, âgée de quarante ans, n'est, paraît-il, jamais malade.

Deux sœurs, quatorze ans et douze ans, bien constituées et n'ayant jamais présenté d'accidents nerveux.

Deux oncles maternels très violents.

Antécédents personnels. — Le bas âge et l'enfance de Dar... se sont passés sans aucune affection particulière à cette époque. La mère est venue confirmer son dire.

Ce n'est qu'à seize ans (1886) que notre jeune homme a eu sa première maladie, une fièvre typhoïde ayant duré trois mois.

Au moment du déclin, Dar... a été réveillé la nuit, au milieu de son sommeil, par une sensation profonde de froid au niveau de toute la moitié droite du corps.

Comme il voulait changer de situation et se couvrir davantage, il s'aperçut que « *ses membres droits, supérieur et inférieur, étaient raides comme des*

[1] Ce malade a été présenté par nous à la Société d'anatomie et de physiologie de Bordeaux, dans sa séance du 22 octobre 1888.

bâtons ». Épouvanté, il voulut appeler du secours, mais, à son grand étonnement, *il ne put proférer une seule parole.* Sa voix étant conservée, il émit des sons incohérents, et de sa main gauche il frappa si fort le montant de son lit qu'il fut entendu de ses parents. En arrivant auprès de leur fils, ceux-ci constatèrent que *le côté droit était contracturé, la bouche déviée à gauche, et la pointe de la langue tournée vers la droite.*

Pendant quinze jours, les mouvements furent impossibles avec les membres atteints; ceux de la langue étaient difficiles, car elle était le siège d'une certaine raideur. Le langage se réduisait à des mots incompréhensibles, bien que le malade sût ce qu'il voulait dire. En même temps, il avait une amnésie complète des faits antérieurs à la fièvre typhoïde. Pas d'aphonie.

Après ce laps de temps, les termes de « *papa* » et « *maman* » purent être prononcés. La langue se mouvait alors plus aisément. Ce n'est qu'au bout de deux mois qu'elle recouvra ses fonctions, que la parole redevint normale, et que l'amnésie disparut progressivement.

Au même moment (quinze jours après l'accident de nuit relaté), le malade put quitter le lit malgré l'hémicontracture droite. Il marchait à l'aide d'un bâton tenu avec la main gauche. A son dire, un nouveau symptôme surgit, c'était un tremblement vibratoire limité à toute la moitié droite du corps. Cet état persista un mois et se modifia de la manière suivante :

Un jour, en marchant, Dar... sentit subitement son membre supérieur droit libre et sa jambe beaucoup plus flexible qu'auparavant. Dans la suite, le premier exécuta les mouvements sans difficulté, tandis que la jambe n'a retrouvé sa libre action que plusieurs mois après.

Le malade nous dit de plus qu'à partir du jour où le membre supérieur droit a recouvré ses fonctions, le tremblement vibratoire dont il était le siège a augmenté de plus en plus, au point d'acquérir très rapidement l'intensité et les caractères que nous lui décrirons.

Celui du membre inférieur droit, au contraire, a diminué à mesure que la jambe a repris ses usages.

Au milieu de tous ces troubles, la sensibilité n'a pas été atteinte, parait-il, et aucune douleur ne s'est déclarée. L'intelligence est restée nette, jamais de perte de connaissance ou d'attaque convulsive. L'état général s'est maintenu excellent depuis le début de la convalescence. Pas de céphalalgie, ni de névralgie d'aucune sorte. Jamais de vertiges, de troubles de la vue, ou de faiblesse dans les membres. Pas d'alcoolisme ni de syphilis.

État actuel, 15 septembre 1888. — L'habitus extérieur de Dar... est celui d'un homme bien portant et même robuste, car son embonpoint est fort convenable et ses muscles jouissent d'une consistance, d'un volume et d'une résistance très accentués, tant pour le tronc que pour les membres.

ŒIL DROIT ŒIL GAUCHE

CHAMP VISUEL

Les parties teintées en noir indiquent l'étendue du champ visuel.

Observation XVI.

Dar... Tremblement hystérique à forme intentionnelle
du membre supérieur droit.

L'examen des *grands appareils* (cœur, poumon, estomac, etc.) ne montre aucune irrégularité dans leur fonctionnement.

Les *organes des sens* sont intacts. — Rétrécissement concentrique des deux champs visuels. — Abolition du réflexe pharyngien.

Sans avoir reçu d'instruction bien développée puisqu'il sait à peine lire et écrire, Dar... a une intelligence assez nette et répond clairement aux questions qu'on lui pose.

L'examen de la *face* décèle une légère déviation de la bouche à gauche; la langue est droite.

La *sensibilité cutanée*, ainsi que celle des muqueuses, est intacte.

Notre attention a été particulièrement attirée par le malade sur son *membre supérieur droit*. Les autres lui paraissant et étant en réalité parfaitement indemnes.

Membre supérieur droit. — Ce membre est fort bien constitué. — La peau et les muscles n'offrent aucun trouble trophique. La sensibilité à la piqûre et à la température est normale.

Au repos, ce membre paraît n'être le siège d'aucune anomalie. Pendant l'exécution des mouvements volontaires, comme à leur début, il est pris d'un tremblement généralisé, à oscillations extrêmement étendues et à direction plutôt verticale que latérale. On s'en aperçoit surtout lorsqu'on prie le malade de porter un verre à sa bouche. On croirait voir un cas de sclérose en plaques; le verre ne peut être porté jusqu'à l'endroit voulu par suite de l'agitation incessante et accentuée des téguments du membre, une demi-contracture s'empare de tous les muscles, l'avant-bras est porté sur le bras, la main se fléchit sur l'avant-bras, et les doigts ne peuvent plus agir librement.

Il ne peut pas montrer non plus le bout du nez avec l'extrémité de son index.

Ce tremblement, étant intentionnel, ne prive pas le membre de ses mouvements, mais empêche le malade de s'en servir non seulement pour les choses grossières, mais encore pour tenir une plume, une fourchette, coudre un bouton, rouler une cigarette, etc...

Étudié dans ses moindres détails, ce tremblement offre les caractères que nous allons énumérer :

1° Dans la position horizontale, le bras est pris d'un tremblement à oscillations plutôt verticales que latérales, d'une étendue assez restreinte. Après un laps de temps assez court, la main est fléchie en dos de fourchette, au niveau de l'articulation du poignet; les doigts, étendus et écartés les uns des autres, sont bientôt fléchis involontairement autour des articulations métacarpo-phalangiennes, et sont animés de mouvements analogues à ceux de l'athétose. En pratiquant le palper des muscles et des articulations, on voit que le membre est dans une demi-contracture, aussi, pour détruire la position des segments, faut-il exercer un certain effort. Cette contracture s'étend aux muscles de l'épaule droite et au grand pectoral correspondant; on ne remarque pas de tremblement transmis.

2° Les deux membres supérieurs étant étendus, le tremblement n'est pas modifié et le congénère gauche reste immobile.

3° L'avant-bras étant fléchi sur le bras et n'ayant aucun point d'appui, on constate que le membre est animé d'oscillations beaucoup plus étendues tant dans le sens vertical que latéral, et la main est soumise à une flexion forcée. L'épaule est attirée à droite, en haut et en dehors. Comme dans la situation précédente, les muscles sont à demi contracturés, y compris ceux de l'épaule et le grand pectoral, dont on sent et dont on voit les soubresauts.

4° Si le coude prend un point d'appui, le tremblement est caractérisé par des secousses égales et peu étendues, analogues à celles de la trépidation épileptoïde.

5° Le tremblement diminue beaucoup si le malade exerce un effort avec la main gauche.

6° Si le malade essaie de soulever un poids, par exemple un seau d'eau rempli à moitié, alternativement avec l'une et l'autre main, puis avec les deux à la fois, on voit que l'eau du récipient est immobile à gauche et légèrement agitée à droite.

7° Quand, avec le bras droit étendu, le malade tient un seau d'eau rempli aux deux tiers, on constate des oscillations irrégulières et intermittentes, ce qui n'existe pas si l'expérience est effectuée avec le bras gauche.

Pendant la marche, le tremblement n'existe pas ou tout au moins n'est pas perceptible si la main est libre.

Si le malade marche avec une canne (à la main droite), on s'aperçoit qu'il ne peut décrire que très incomplètement le mouvement d'élévation et d'abaissement, et que, lorsque son extrémité inférieure touche le sol, on entend trois ou quatre chocs successifs; d'autre part, la main et l'avant-bras sont attirés vers le plan médian du corps au niveau du creux épigastrique, et la canne, à un moment donné, produit des mouvements désordonnés qui font qu'elle est lancée sur les jambes ou sur le pied, et que le malade, pour éviter de se faire mal, la saisit avec la main gauche pour la replacer dans la droite et la tenir alors à *pleine main*. Dans cette nouvelle situation, le bâton est mieux dirigé, le bras n'est pas animé de secousses aussi fortes parce que le bâton n'est que traîné et que le malade n'est pas obligé d'exécuter une série de mouvements volontaires pour l'élever et l'abaisser.

Si la canne est tenue verticalement comme un parapluie ouvert, le coude étant un peu éloigné du tronc, on voit qu'elle est soumise à une série d'oscillations qui font que le malade se frapperait la figure s'il ne s'arrêtait à temps.

Réflexes. — Rotuliens, *brusque à droite, normal à gauche;* plantaires, *diminués des deux côtés,* mais réagit plus du côté droit; pupillaires, *normaux;* testiculaires et de Rosenbach, *intacts.*

Pas de trépidations épileptoïdes.

Nous avons essayé d'hypnotiser le malade pour le guérir par suggestion. Tous les moyens ayant échoué pour l'endormir, nous avons eu recours à divers agents, parmi lesquels la bande d'Esmark, l'aimant, l'électricité, etc., etc.

Le premier agent que nous ayons employé pour obtenir une modification du tremblement est la *bande d'Esmark.*

Première séance. — La bande est appliquée sur tout le membre pendant dix-huit minutes (aussi longtemps que le malade a pu le supporter).

Dix minutes après l'application, tout tremblement a disparu. Le malade porte la main sur sa tête.

Dix-huit minutes après l'application nous enlevons la bande. Le malade accuse des fourmillements dans le membre. La sensibilité explorée dénote de l'hypoesthésie due évidemment à l'anémie momentanée. Dès que la circulation est rétablie, il porte son index à l'extrémité du nez, il peut porter un stéthoscope jusqu'à sa bouche (simulacre de boire) *sans trembler.* Enfin, dans la position horizontale, le tremblement a diminué des deux tiers. Le lendemain et dans la suite, cette amélioration persista. Ce résultat, des plus heureux, nous engageait à essayer du même procédé les jours suivants. Malheureusement, l'insuccès a été complet, aussi avons-nous fait appel à autre chose.

EXPÉRIENCES. *Aimant.* — *Première séance.* — 1° L'aimant placé contre l'avant-bras gauche (sain) pendant un quart d'heure ne produit aucune modification, ni de transfert.

2° L'aimant appliqué contre l'avant-bras droit (malade) pendant un quart d'heure diminue l'intensité du tremblement. Ainsi, le malade peut porter l'extrémité de l'index au lobule du nez.

3° La troisième séance, faite dans les mêmes conditions que la précédente, améliore l'état du sujet. Il peut plus aisément tenir son couteau, sa fourchette et s'en servir pour manger. Il lui est encore impossible de porter un verre plein à la bouche.

Trois autres séances d'aimantation ayant été exécutées les jours suivants sans résultat, nous avons usé de l'*électricité statique.*

Première séance. Durée un quart d'heure. — L'un des tampons est placé sur la masse scapulaire, l'autre est promené sur tout le membre.

Pendant la séance, les mouvements volontaires sont plus faciles. Dès qu'on enlève les tampons, ils deviennent aussi pénibles qu'auparavant. Après la séance, mêmes résultats que précédemment.

Deuxième séance. Durée, demi-heure. — Après la séance, le tremblement est bien moins fort dans l'épaule, ce qui permet au malade d'agir plus librement. Plusieurs autres séances étant restées sans résultat, nous faisons appel au *massage* pendant quelques jours (huit), sans avoir obtenu aucun succès.

Nous envoyons alors Dar... à M. le Dr Bergonié, qui lui prescrit l'électricité à courants continus. Le malade n'en a tiré aucun profit.

Enfin, l'hydrothérapie, sous toutes ses formes, n'apporte non plus aucun changement.

A cette époque, Dar... est consigné de l'hôpital pour inconduite. Nous l'avons revu quelque temps après; il se livrait à la culture de la terre et conduisait des chevaux attelés à une charrette.

En somme, le tremblement n'a été réellement modifié que par la bande d'Esmark, après la première séance, et l'aimant. Mais il l'a été si avantageusement que le malade pouvait dès le lendemain user de sa main droite pour couper son pain, lever sa fourchette, mettre sa veste, etc.

Durant son séjour à l'hôpital, nous avons essayé de le faire écrire. Au début, il était incapable de tracer une lettre. Après trois semaines de traitement, il écrivait des mots entiers parfaitement lisibles.

Les exemples de tremblements hystériques se produisant seulement à l'occasion des mouvements volontaires et simulant la sclérose en plaques ne sont pas extrêmement rares. MM. Westphal, Babinsky, Rendu, en ont signalé plusieurs. Nous croyons que le malade dont nous venons de rapporter l'histoire appartient à la même catégorie de faits. C'est un hystérique atteint de tremblement intentionnel.

Dans le cours de la convalescence d'une fièvre typhoïde, il a eu une hémicontracture du côté droit accompagnée d'hémispasme glosso-labié qui gênait l'articulation et maintenait la langue « raide dans la bouche ». Au bout d'une quinzaine de jours, la contracture disparut à la face et aux membres, et elle fut remplacée par un mouvement léger de trépidation dans tout le corps, et bientôt après, par le tremblement intentionnel du membre supérieur droit seul.

Cette succession d'accidents s'expliquerait difficilement par l'hypothèse d'une lésion organique des centres nerveux, hémichorée post-hémiplégique, méningite cervicale hypertrophique, sclérose en plaques, tandis qu'elle est toute naturelle dans l'hystérie. De plus, le rétrécissement concentrique des champs visuels et l'abolition du réflexe pharyngien constituent des stigmates d'une réelle importance diagnostique. Enfin, les modifications apportées au tremblement par l'application répétée de la bande d'Esmark semblent bien démontrer qu'on a affaire à un simple trouble fonctionnel indépendant de toute lésion en foyer du cerveau ou de la moelle épinière.

OBSERVATION XVII.

(Observation rédigée d'après les notes recueillies par M. LAMACQ.)

Spasmes rythmiques localisés des muscles rotateurs de la tête.

SOMMAIRE : Homme, quarante-six ans, pris en 1887 de mouvements involontaires de rotation de la tête se répétant à de courts intervalles. Hyperesthésie cutanée. Rétrécissement concentrique des deux champs visuels. Persistance du spasme malgré l'emploi d'un grand nombre de moyens thérapeutiques.

Jean Duc..., quarante-six ans, résinier dans les Landes, ne peut donner sur l'état de santé de ses ascendants aucun renseignement.

Antécédents personnels. — Santé excellente jusqu'en 1883. Aucune maladie importante. Se nourrit exclusivement de pain de maïs ou de seigle et ne boit que de l'eau.

Son métier l'oblige à grimper sur les pins à l'aide d'une longue tige de bois appelée *piquet,* munie d'une série d'encoches destinées à recevoir les pieds de l'ouvrier. Duc... porte ce piquet toute la journée sur son épaule gauche; il mesure cinq mètres de long et pèse quinze kilogrammes environ.

Août 1883. — Au mois d'août 1883, le malade ressent de la lourdeur dans l'épaule gauche, surtout appréciable après une journée de travail. Cette douleur disparaît complètement en 1887. Elle n'avait aucun caractère rhumatismal.

En même temps, apparaissent des mouvements involontaires du bras décrits plus loin.

Août 1887. — Au mois d'août 1887, Duc... commence à s'apercevoir de légers mouvements involontaires de la tête. Il ne peut les rattacher à aucune cause immédiate : traumatisme, colère ou violent chagrin.

Dans les premiers temps, les mouvements ne se montraient que tous les deux ou trois jours. Aucune cause ne les provoquait. Ils apparaissaient aussi bien durant le travail que pendant les heures de repos, et la fatigue ne les influençait d'aucune manière. Ces mouvements cessaient pendant le sommeil.

Peu à peu, ils deviennent plus fréquents et plus étendus, intenses l'après-midi surtout, avec diminution le soir, disparition toujours durant le sommeil. A la fin de septembre, les périodes de calme ne dépassent pas une demi-heure ; elles sont généralement de cinq minutes. Les mouvements pouvaient être isolés, mais le plus souvent ils se présentaient en séries pendant une durée de trois ou quatre minutes.

A la fin d'octobre 1887, les crises atteignent l'intensité qu'elles ont aujourd'hui. A cette époque, des applications de thapsias, des frictions térébenthinées, puis le traitement électrique n'ont donné aucun résultat. Duc... entre à l'hôpital Saint-André, dans le service de M. le professeur Pitres.

État actuel du 3 février 1888. — Habituellement, le malade est couché dans le décubitus latéral, la tête complètement tournée à droite ou à gauche, appuyée sur une des mains. Dans cette position, les mouvements n'apparaissent qu'à intervalles éloignés et sont d'une médiocre intensité.

Description du mouvement. — Les mouvements involontaires de la tête s'exécutent toujours de droite à gauche. Ce sont des mouvements de rotation simple. La tête part de l'épaule droite, tourne lentement, sans s'incliner, jusqu'au plan médian antéro-postérieur ; arrivée là, elle semble éprouver un léger mouvement de recul, les commissures labiales paraissent s'abaisser, le tout imitant un mouvement de dégoût.

En même temps, la peau du cou et de la partie supérieure du thorax se meut de bas en haut, puis la vitesse de rotation de la tête s'accroît subitement, et le mouvement s'achève d'une façon brusque à l'épaule gauche.

Lorsque la tête quitte l'épaule droite, on voit le sterno-mastoïdien droit se tendre avec force, former une saillie considérable qui s'affaisse subitement quand la tête arrive au plan médian antéro-postérieur. A ce moment même, les deux muscles se contractent vivement. On note aussi une contraction assez apparente du trapèze droit.

La tête, arrivée à l'épaule gauche, peut y rester selon la volonté du malade, qui n'éprouve autre chose qu'une prompte fatigue occasionnée par cette position insolite. Il ramène sa tête en avant, et le mouvement recommence aussitôt.

Ces mouvements ne sont pas rythmiques et ne se montrent pas par périodes régulières. Ainsi, par minute, on trouve :

1re Exploration, 21 mouvements.

2e	—	29	—
3e	—	28	—
4e	—	16	—

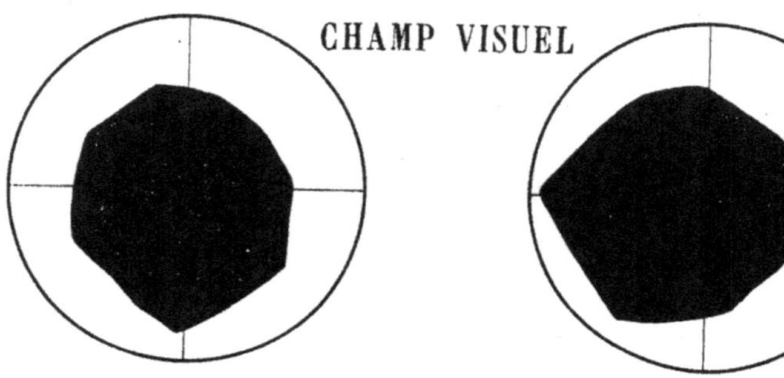

Les parties teintées en noir indiquent l'étendue du champ visuel.

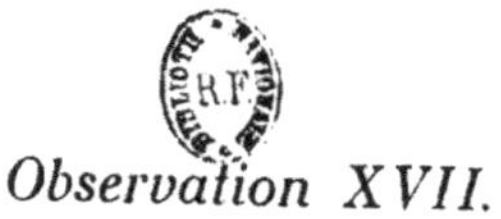

Observation XVII.

Duc... Spasmes rythmiques localisés des muscles
rotateurs de la tête.

Duc... ne peut résister que difficilement et pendant très peu d'instants à ces mouvements. Ils sont plus fréquents et plus étendus dans la position assise que dans le décubitus horizontal, et ils sont encore accrus par la station debout et par la marche.

Si on fait chanter le malade, parler, siffler, le mouvement s'arrête. S'il compte mentalement, le mouvement reste le même.

La déglutition des liquides et des solides se fait sans aucune difficulté. Pas de mouvements involontaires des yeux.

Mouvements du bras gauche. — Duc... assure que son bras gauche est aussi quelquefois sujet à des mouvements involontaires. Le bras se rapproche brusquement du corps pour se coller contre lui, et l'avant-bras fléchi se place dans un plan vertical. Ces mouvements sont isolés ; aussitôt après, le malade peut se servir de son bras.

Duc... est un homme robuste, d'une santé excellente, d'une intelligence médiocre. *Il est très affecté par son infirmité.*

Sensibilité. — Le malade ne ressent aucune douleur spontanée et la pression n'en provoque que le long des trajets nerveux.

On constate hyperesthésie notable à la piqûre généralisée sur toute la surface cutanée.

Réflexes rotuliens, plantaires, testiculaires et de Rosenbach, *normaux.*

Réflexe pupillaire à la lumière et à l'accommodation, *intact.*

Intégrité du réflexe pharyngien.

Rien à noter du côté de l'*ouïe*, du *goût*, de l'*odorat*.

Vue. — Rétrécissement concentrique bilatéral du champ visuel. Rien d'anormal du côté des appareils circulatoire, respiratoire, digestif et génito-urinaire.

12 février. L'aimant appliqué pendant une heure et demie sur le sterno-cléido-mastoïdien du côté droit n'a aucune action sur les mouvements de la tête.

17 février. Duc... est soumis au traitement électrique sous la direction de M. Bergonié. Les spasmes reparaissaient après une heure de repos. Pas d'amélioration notable jusqu'au 16 mars.

16 mars. M. le professeur Pitres emploie sans succès le sulfate d'atropine, le sulfate de strychnine, l'application de pointes de feu le long de la région cervicale ; des pulvérisations d'éther sont faites sans résultat du *côté gauche.* Elles amènent une cessation du spasme, mais pendant une demi-heure seulement.

Duc... quitte le service vers le commencement de juin 1888, désespérant de sa guérison. Il en était persuadé du reste dès son arrivée. On n'a plus eu de ses nouvelles.

Les spasmes rythmiques sont très souvent des manifestations isolées de l'hystérie. On les observe dans un bon nombre de cas chez des sujets qui n'ont jamais eu d'accidents névropathiques éclatants et qui ne portent pas de stigmates précis. Il ne faut donc pas trop s'étonner que, chez le malade précédent, nous n'ayons pas trouvé d'autres symptômes permanents de la diathèse hystérique qu'un rétrécissement notable des champs visuels et un peu d'hyperesthésie cutanée.

En l'absence d'autres signes, les caractères propres du spasme, ses modifications par les positions du corps, son arrêt pendant les efforts du chant ou de la récitation à haute voix, révèlent clairement sa nature.

OBSERVATION XVIII.

(Observation rédigée sur les notes recueillies par le Dr Boisvert,
ancien interne des hôpitaux.)

Pseudo-chorée saltatoire de nature hystérique chez un saturnin.

SOMMAIRE : Homme, trente-cinq ans, peintre en bâtiments, ayant eu à diverses reprises des coliques de plomb. En 1886, à la suite d'un épisode aigu de l'intoxication saturnine, il a des convulsions violentes suivies de chorée saltatoire. Rétrécissement concentrique des champs visuels. Ilots d'anesthésie et d'hypoesthésie disséminés sur les membres. Guérison après quelques séances d'aimantation.

Lab... (Fernand), âgé de trente-cinq ans, peintre en bâtiment, entre à l'hôpital Saint-André, salle 16, lit 35, dans le service de M. le professeur Pitres le 16 janvier 1887.

Antécédents héréditaires. — Pas de renseignements sur les grands-parents.

Père alcoolique.

Mère jouissant d'une bonne santé.

Antécédents personnels. — Notre homme n'a eu aucune affection du bas âge et de l'enfance.

Ce n'est qu'en 1886 qu'il a éprouvé quelques malaises.

1886. Au mois de septembre de cette année, ayant eu à broyer du minium depuis déjà quatre mois, il a des *coliques saturnines* peu intenses pour lesquelles il vient à l'hôpital Saint-André. En même temps, ses membres supérieurs sont pris d'un tremblement sur lequel on ne peut avoir de détails.

Quinze jours de traitement suffisent pour dissiper ces troubles.

30 octobre. Mais, à peine sorti de l'hôpital, il est repris de coliques, de vertiges, de courbature générale. Avec cela *parésie* des extenseurs de la main et des doigts, *qui a disparu après des frictions locales faites à l'aide d'un petit aimant.* A cette faiblesse musculaire a succédé un *tremblement généralisé aux quatre membres.*

Le 20 novembre, parésie des membres inférieurs surtout de la jambe droite.

Le 22 novembre, le tremblement disparait dans le membre supérieur gauche et aussitôt les membres droits sont pris de *convulsions toniques* telles qu'on est obligé d'attacher le malade dans son lit pendant quarante-huit heures. Le bromure de potassium et le chloral en viennent à bout après ce laps de temps.

Le tremblement s'est atténué jusqu'au 30 décembre et n'a pas varié depuis.

État actuel le 20 janvier 1887. — Lab... se plaint depuis plusieurs semaines de troubles digestifs caractérisés par une inappétence notable, des vomissements assez fréquents après ses repas. Selles régulières.

L'hypocondre droit est douloureux à la pression.

Miction et défécation normales.

Pas de stomatite ni de gengivite.

Pas de liseré saturnin.

Pas de vertiges, pas d'éblouissements, ni de rêves.

Le *foie* est légèrement diminué de volume. Rien au cœur et aux poumons.

Face. — Rien d'anormal.

Membres supérieurs. — **a)** Droit. Les muscles ne sont pas amaigris et agissent librement.

Au dynamomètre = 11.

Dans l'extension complète le membre est pris d'un tremblement analogue à celui de l'alcoolisme et particulièrement accentué dans les doigts.

b) Gauche, aucune anomalie.

Au dynomomètre = 34.

Réflexe musculaire, exagéré des deux côtés.

Réflexe périostique, exagéré à droite.

Contraction idiopathique du biceps, très forte à droite.

Sens musculaire, intact.

Pas de trépidations épileptoïdes.

Membres inférieurs. — **a)** Droit. Si dans le décubitus dorsal, le malade soulève ce membre au-dessus du plan du lit, on constate qu'il est animé de mouvements de trépidations à oscillations égales, coïncidant avec des secousses du triceps crural. Ces oscillations deviennent beaucoup plus étendues quand l'observateur fléchit la jambe sur la cuisse. La flexion volontaire, susceptible d'être obtenue après de nombreuses et grandes oscillations, ne peut se conserver qu'autant que la jambe est maintenue contre la cuisse par l'une des mains.

Le membre inférieur du côté opposé n'est animé d'aucun mouvement, soit lorsque le congénère est élevé, soit lorsqu'il repose sur le lit.

Dans la *station bipède,* le membre inférieur droit est animé des mêmes mouvements oscillatoires que l'on voit s'étendre au corps tout entier. Lorsque le malade veut *marcher,* les tremblements s'exagèrent.

De temps à autre, pendant la marche, la tête et le tronc sont pris d'un mouvement de torsion, sur leur axe, qui les porte brusquement en arrière, alors que le moignon de l'épaule droite est subitement élevé par soubresauts.

La station bipède et la marche ne sont pas possibles sans points d'appui.

Sensibilité. — Plaques d'anesthésie et d'hypoesthésie sur les membres.

Muqueuses. — Les muqueuses de la bouche, du pharynx, du nez et du larynx sont normalement sensibles.

Le conduit et le tympan des deux oreilles sont normalement sensibles au contact, à la piqûre et à la brûlure.

Organes des sens. — *Œil :* Jamais de troubles de la vision, ni diplopie, ni amblyopie. Pas de dyschromatopsie.

Les pupilles également dilatées réagissent à la lumière et à l'accommodation.

Le champ visuel est *rétréci* concentriquement des deux côtés.

Goût. — Les différents corps sapides placés sur la muqueuse linguale ne sont perçus que lorsque le malade, ayant fermé la bouche et appliqué sa langue contre la voûte palatine, a avalé la salive.

Odorat. — Intact.

Ouïe. — La perception crânienne à la montre et à l'acoumètre de Politzer est conservée à droite et abolie à gauche, tandis que les sons transmis par l'air sont mieux perçus par l'oreille gauche que par celle du côté opposé.

Réflexes. — Le *réflexe rotulien,* très exagéré à gauche, ne peut être examiné à droite à cause des mouvements continuels de trépidations du membre.

Le réflexe au *chatouillement plantaire* n'est pas perçu à droite et n'exagère pas les mouvements. Il est normal à gauche.

Réflexe de Rosenbach, exagéré des deux côtés.

Réflexes testiculaires, plus prononcé à droite.

Trépidation épileptoïde existe du côté droit (membre inférieur), et augmente l'amplitude des secousses dont le membre est le siège. Il n'en existe pas dans le membre inférieur gauche.

Réflexe pharyngien, conservé et normal.

Après plusieurs séances d'aimant appliqué sur tel ou tel membre, la sensibi-

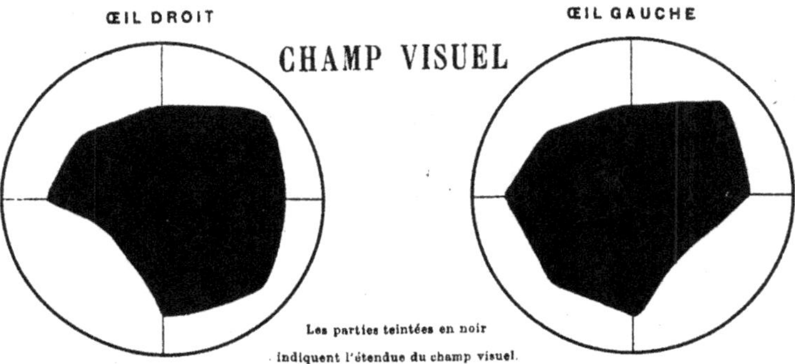

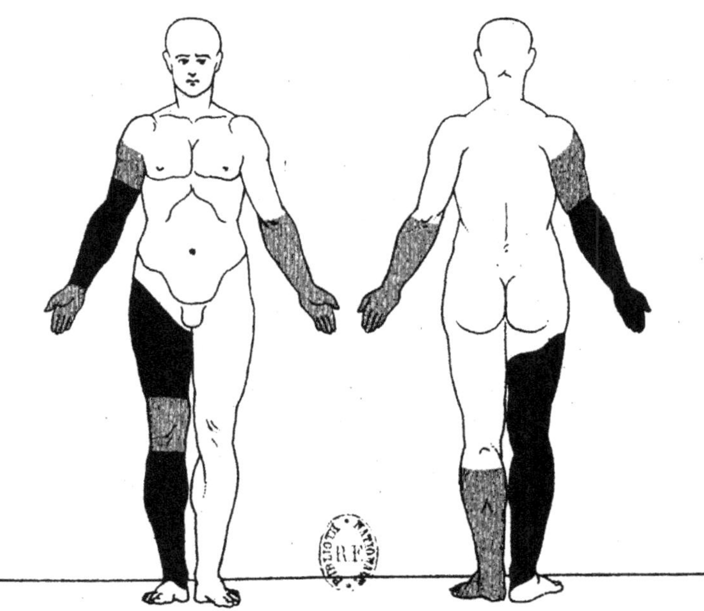

Les régions teintées en noir sont anesthésiques.
Les régions grisées indiquent l'hypoesthésie.

Observation XVIII.

Lab... Pseudochorée saltatoire de nature hystérique
chez un saturnin.

lité est devenue normale et le tremblement a totalement disparu. Aussi le malade a-t-il demandé son exeat.

Forces au dynamomètre. — Main droite, 37; main gauche, 30. — Membre inférieur droit, 12; membre inférieur gauche, 11.

L'observation qu'on vient de lire montre un bel exemple de pseudo-chorée saturnine, ou, pour employer des termes plus précis, de spasmes rythmiques systématisés développés sous l'influence de l'hystérie provoquée elle-même par l'intoxication saturnine.

Le diagnostic dans le cas actuel n'est pas douteux. Les effets de l'aimantation prouvent de la façon la plus éclatante l'identité de nature de l'hystérie vulgaire et de l'hystérie dite toxique, car il est de toute évidence que si les accidents hystériques qu'on rencontre chez les intoxiqués étaient causés directement par le contact du poison avec les éléments nerveux, ils ne seraient pas modifiés brusquement par l'application d'un aimant.

OBSERVATION XIX.

(Observation rédigée d'après les notes recueillies par M. le Dr BLANC-FONTENILLE.)

Pseudo-chorée saltatoire.

SOMMAIRE : Homme, cinquante et un ans, issu d'alcooliques et de névropathes. Sujet depuis cinq ans à des crises de chorée saltatoire paraissant provoquées par des émotions morales. Pas d'autres stigmates que l'abolition du réflexe pharyngien.

Yo..., cultivateur, cinquante et un ans, né à C..... (Lot-et-Garonne), entré dans le service de M. le professeur Pitres, salle 16, lit 18, le 5 juin 1889.

Antécédents héréditaires. — Grand-père paternel mort de la jaunisse à soixante-quinze ans. Alcoolique. Caractère très violent.

Père mort d'une phlébite à soixante-huit ans. Alcoolique. Se mettait facilement en colère.

Grand'mère maternelle, alcoolique, morte à soixante-dix-huit ans.

Mère, âgée de quatre-vingt-deux ans, jouit d'une bonne santé. Sujette à quelques accidents névropathiques. Après son dernier accouchement, elle a eu le délire durant huit jours et a souvent éprouvé la sensation de boule dans le ventre.

8

Sœur du malade, âgé de quarante-sept ans, a eu des crises de nerfs analogues à celles de son frère.

Une cousine germaine du père est franchement hystérique.

Antécédents personnels. — Aucune affection dans le bas âge.

A vingt ans, pneumonie à la suite de laquelle notre homme a eu des vomissements tenaces s'accompagnant de hurlements, pendant quinze jours consécutifs. Dans la suite, il éprouva toujours quelque malaise mal défini au printemps et à l'automne.

A trente-six ans, ictère catarrhal.

En dehors de cela Yo... jouissait d'une assez bonne santé et vacquait sans difficulté à ses occupations.

Jamais il n'a fait d'excès alcooliques ou vénériens. Son caractère était plutôt gai que triste.

La maladie pour laquelle Yo... est venu à l'hôpital Saint-André a débuté en décembre 1885, c'est-à-dire à l'âge de quarante-sept ans, dans les conditions suivantes.

Après un petit voyage qu'il entreprit le lendemain d'une purgation et dont il revint peu enthousiasmé de ses affaires, le malade éprouva au bout de vingt-quatre heures des secousses convulsives dans la tête, le tronc et les membres. En même temps, il ressentait dans la tête une sorte de *tourbillonnement* qui l'empêchait de marcher et l'obligeait à rester assis, voire même les yeux fermés, sans quoi il serait tombé de son siège.

Ces secousses se manifestaient par crises trois ou quatre fois la nuit et cinq ou six fois le jour.

Chacune d'elles durait environ dix minutes et ne s'accompagnait d'aucune douleur.

Cet état persista un mois, puis s'amenda progressivement pour disparaître à la suite d'un traitement antispasmodique.

Comme symptômes nouveaux, nous n'avons à mentionner que du ballonnement stomacal après les repas.

En décembre 1886, réapparition des accidents pendant deux mois.

En novembre 1887, nouvelle rechute pendant huit jours.

En novembre 1888, nouvelles crises pendant cinq ou six jours. Sur ces entrefaites, Yo... eut des difficultés avec un de ses parents, ce qui lui causa une vive contrariété, puis d'autres crises de secousses qui se montrèrent d'abord par intermittences, pour s'installer définitivement malgré les moyens thérapeutiques employés. Elles acquirent leur maximum d'intensité au mois d'avril 1889 et se transformèrent en besoin irrésistible de sauter et de crier.

Il est bon de noter dès maintenant que le malade, ayant eu l'occasion de lire un livre traitant de l'hystérie, crut reconnaître sa maladie et éprouva aussitôt

« *la sensation d'une boule qui se remuait dans le flanc gauche et montait*
» *à la gorge* ». A son dire, il l'avait ressentie précédemment, mais ne s'en était
pas rendu compte.

Ces crises saltatoires réveillaient de violentes douleurs dans les membres,
douleurs que l'antipyrine calma tout à fait, mais contre lesquelles le malade
avait employé déjà l'application de pièces d'argent. Il avait lu, en effet, dans
le traité d'hystérie dont il a été question, que ce procédé donnait de bons
résultats dans les accidents hystériques.

C'est à cette époque qu'il entre à l'hôpital Saint-André pour chercher un
remède radical à ses crises de sauts et de cris.

État actuel le 6 juin 1889. — Yo... est d'une taille moyenne, bien constitué,
mais très maigre. Son intelligence est assez développée, il cause sans cesse de
sa maladie qu'il attribue à un sort que lui aurait jeté quelqu'un.

Description des crises saltatoires. — Les crises surviennent environ deux
ou trois fois par nuit et cinq ou six fois par jour.

Elles s'annoncent par un pincement au côté gauche de l'abdomen, auquel
succèdent des douleurs dans les jambes, derrière le cou, aux deux oreilles, sur
le front, pour se propager enfin dans les membres supérieurs.

Le malade, muni d'un gros bâton, commence alors à marcher d'une manière
saccadée, la tète et le tronc portés en avant. Quelques instants après surgissent
dans les jambes de légères secousses qui gagnent bientôt les bras. Dès lors
notre homme marche en sautant sur un pied, puis sur l'autre, les bras étant à
demi fléchis et agités d'un mouvement latéral de va-et-vient très rapide.

Ces mouvements des bras n'empêchent cependant pas le malade de s'appuyer
parfois sur son bâton qu'il tient des deux mains et dont il paraît se servir
alors comme d'un levier pour soulever une masse.

La tète et le tronc sont le siège d'une sorte de trémulation, difficile à
décrire.

A cette période de marche saltatoire succède ce que le malade appelle « *la
paralysie des jambes* » et qui n'est autre chose que de la contracture dont la
durée ne dépasse pas trois minutes. Puis revient le calme, et le malade, légèrement fatigué, s'étend sur un lit ou s'assied.

Nous avons constaté maintes fois que si on tient conversation avec le malade
pendant la période convulsive, autrement dit la marche, les mouvements
saltatoires cessent tout à fait pour reprendre aussitôt après la fin de la
conversation.

En dehors de cette cause modificatrice, nous ne connaissons aucun moyen
soit de provoquer, soit d'amender ou de dissiper la crise.

En dehors des crises, le malade marche facilement et jouit de la vie
commune.

La *sensibilité* est absolument normale, tant sur la surface de la peau que des muqueuses.

Appareil digestif. — L'estomac franchement dilaté est le siège de vives douleurs avant les repas et parfois au moment des crises saltatoires. Il semble au malade qu'il est rempli d'eau ou de tumeurs (?). Les digestions sont pénibles et accompagnées de météorisme abdominal. Selles régulières

Appareils circulatoire et *respiratoire,* normaux.

Le sens génital est à peu près aboli depuis le début des accidents spasmodiques. La miction est normale, il existe de temps à autre de la pollakiurie et de la polyurie, principalement la nuit. Les urines ne renferment ni sucre ni albumine.

Les organes des sens fonctionnent bien. Le champ visuel est normal des deux côtés. Le réflexe pharyngien est aboli. Les autres réflexes sont normaux.

Sous l'influence du traitement hydrothérapique combiné au lavage de l'estomac fait chaque jour avec de l'eau de Vichy, les crises ont tout à fait disparu pendant un mois, après quoi le malade demande à sortir.

De même que dans l'observation XVII, nous avons affaire ici à un cas d'hystérie fruste et pour ainsi dire monosymptomàtique. Mais les caractères du spasme sont si nets, ses débuts s'accompagnent d'une aura si précise, l'influence des émotions morales est si évidente dans toute l'histoire de la maladie, que l'on ne peut guère douter de sa nature hystérique. En l'état actuel de la science, il serait d'ailleurs très difficile de lui assigner une autre cause, et de lui trouver une autre place dans le cadre nosologique.

OBSERVATION XX (personnelle).

Toux et aboiement hystériques.

SOMMAIRE : Garçon de quatorze ans, issu de névropathes, pris sans cause connue de toux bruyante se répétant d'abord tous les matins durant deux heures consécutives, puis survenant toute la journée. Pas d'expectoration. Aucun signe de lésion cardio-pulmonaire. Ilot hémianesthésique gauche. Rétrécissement des champs visuels. Abolition du réflexe pharyngien. Traitement : hydrothérapie, électrisation. Guérison (1).

Cer... (Aristide), quatorze ans.

Antécédents héréditaires. — Son grand-père paternel a succombé, à l'âge

(1) Ce malade a été présenté par nous à la Société d'anatomie et de physiologie de Bordeaux, dans la séance du 29 octobre 1888.

de soixante-quatorze ans, à une attaque d'apoplexie foudroyante ; il était très violent, très emporté.

Sa grand'mère paternelle, âgée de soixante-neuf ans, est bien portante, mais est d'une nature très vive.

Son grand-père maternel, âgé de soixante-quinze ans, jouit d'une bonne santé. Sa grand'mère maternelle fut frappée de paralysie et mourut un an après.

Son père, âgé de quarante-neuf ans, est très violent.

Sa mère, ayant le même âge, est au contraire très calme ; elle n'a jamais eu, au dire du malade, la moindre crise nerveuse.

Une de ses sœurs, âgée de vingt-trois ans, anémique, n'offre non plus aucun trouble nerveux.

Du côté des collatéraux, nous voyons qu'une des tantes du malade est morte de tuberculose pulmonaire à vingt-trois ans ; une autre, âgée de quarante-trois ans, est très nerveuse, s'emporte pour le motif le plus futile et se laisse très facilement démoraliser.

Antécédents personnels. — Le malade nous dit que, pendant toute son enfance, il n'a eu aucune affection sérieuse. Il ne se souvient pas notamment d'avoir souffert de convulsions. A cinq ans, il commença à aller à l'école, où il fut un très bon élève, calme et docile, n'aimant guère à partager les jeux de ses camarades et se plaisant au contraire dans la solitude.

D'une imagination vive, Cer... croyait toujours que quelqu'un allait le frapper, le tuer.

A treize ans, c'est-à-dire il y a environ un an, cette peur exagérée et inexplicable se dissipa peu à peu pour reparaître, il est vrai, en même temps que la toux se manifestait pour la première fois.

Disons que Cer... n'a jamais beaucoup aimé la lecture ; lorsqu'il jette les yeux sur un livre quelconque, il en est, paraît-il, bien vite ennuyé.

En janvier 1888, le malade était occupé à tourner une meule lorsqu'il ressentit tout à coup, dans la région inférieure gauche du thorax, une douleur térébrante présentant un assez haut degré d'intensité. Il n'a jamais su à quoi attribuer cette douleur, calmée, d'ailleurs, à la suite de l'application d'un vésicatoire sur la région douloureuse.

Dans les premiers jours du mois de septembre 1888, apparut, un matin, à son réveil, une petite toux sèche, fréquente, qui, après avoir duré deux heures environ, disparut complètement pendant toute la journée. Cer.. nous dit qu'il avait joué la veille avec plusieurs de ses camarades et qu'il avait eu très chaud à la suite des divers jeux auxquels il s'était livré. Les jours suivants, les mêmes phénomènes se montrèrent ; chaque matin, le malade toussait pendant deux heures environ ; au bout de ces deux heures, la toux diminuait progressivement et disparaissait pour ne reprendre que le lendemain matin.

Quelques jours après le début de ces accidents (le 15 septembre); il survint un nouveau symptôme.

Cer... venait de se coucher, quand il éprouva tout à coup, et sans qu'il en sût la raison, une sensation de suffocation des plus pénibles. Il fut obligé de rester assis quelques instants sur son lit, car il respirait beaucoup moins facilement dans le décubitus dorsal. Il lui semblait, dit-il, qu'on lui mettait « un foulard sur les narines et sur la bouche pour l'empêcher de respirer ».

Le surlendemain (17 septembre), nouvelle crise de suffocation, identique à la première. Trois jours après (20 septembre), une troisième survient également dans les mêmes conditions.

A ces phénomènes en succèdent bientôt d'autres, de nature différente. Vers le 25 septembre, Cer... s'aperçoit que chaque matin, à son réveil, il éprouve une sensation de constriction à la gorge se montrant, soit avant que la toux apparaisse, soit après; cette sensation rend le malade momentanément aphone.

Au commencement du mois d'octobre, la toux devient de plus en plus fréquente et persiste toute la journée. Aussi, l'appétit diminue-t-il de plus en plus et la fatigue générale augmente-t-elle chaque jour. Toute conversation devient alors, pour ainsi dire, impossible, ou tout au moins extrêmement pénible. C'est à ce moment que Cer... vient consulter M. le professeur Pitres (15 octobre 1888).

État actuel le 20 octobre 1888. — Cer... est un garçon de quatorze ans, maigre, pâle, à l'air rêveur et dont l'intelligence est d'une bonne moyenne. Malgré cette apparence chétive, il a, jusqu'à présent, joui d'une santé parfaite.

L'examen de *ses grands appareils* (circulatoire, respiratoire, digestif, etc.) ne dénote aucune anomalie. L'appétit seul est nul et la fatigue extrême.

Le spasme consiste dans une toux à la fois sèche et nourrie et se rapprochant beaucoup de l'aboiement. Elle est d'un timbre extrêmement élevé et ne cesse pas plus d'une seconde lorsque le malade se trouve avec nous, c'est-à-dire dans le laboratoire. Dehors, il tousse moins, comme on le verra.

Au moment où la toux va se produire, la main droite est *instinctivement* portée au-devant de la bouche, et, dès qu'elle s'est manifestée, le malade porte ses deux mains autour des parties latérales du thorax, comme s'il y éprouvait des douleurs. Interrogé à ce sujet, il prétend ressentir *un serrement autour de la poitrine.*

Nous dirons plus loin les modifications qu'elle est susceptible de revêtir.

Ce spasme débute dès le réveil. Le malade est d'abord complètement aphone pendant une demi-heure environ, au bout de laquelle la parole devient facile. Il éprouve parfois, dit-il, une sensation de corps étranger à la base de la langue.

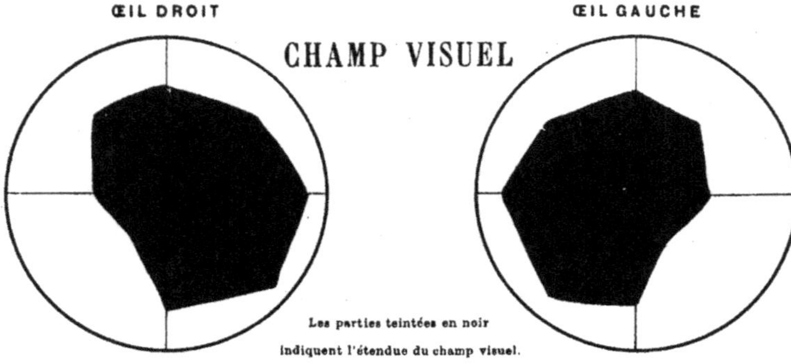

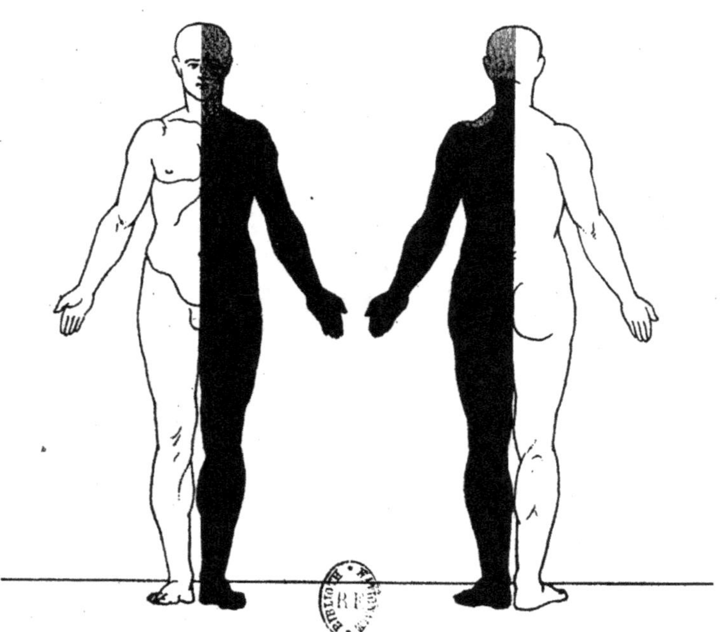

Observation XX

Cer... Toux et aboiement hystériques.

Quand il mange, le malade commence par déglutir, puis immédiatement après, il tousse. S'il essaie de résister à ce dernier besoin, il éprouve aussitôt une gêne respiratoire très marquée, qui ne cesse qu'après la toux. Les mêmes phénomènes ont lieu quand il boit.

Si on prie le malade de compter à haute voix jusqu'à 100, il essaie de le faire, mais il émet les mots avec une voix faible, si peu distincte qu'il est très difficile de l'entendre et de le comprendre. D'ailleurs, à peine est-il arrivé à 10 qu'il éprouve le besoin de tousser pour dissiper la gêne respiratoire qu'il ressent. Après ce petit exercice, la toux est beaucoup plus fréquente.

Le malade se trouve dans l'impossibilité de chanter.

Le décubitus horizontal ne transforme pas le spasme. Ainsi, quand Cer... se met au lit pour dormir, le spasme conserve tous ses caractères.

Il diminue peu à peu de fréquence et d'intensité au fur et à mesure que le sommeil est arrivé; il cesse complètement quand le malade est endormi, et reparaît dès le réveil.

La toux se montre plus forte dans les moments d'ennui, et en général, quand l'esprit est préoccupé, ou bien dans les appartements et les espaces limités. Les distractions produisent l'effet inverse. La promenade est de toutes celle qui produit l'amendement le plus sérieux. Aussi notre sujet marche-t-il presque toute la journée et ne s'assoit-il que pour prendre le repos strictement nécessaire.

Il lui est pénible de monter un escalier : quand il le fait, ses mouvements sont très lents et semblent lui causer beaucoup de fatigue.

Organes des sens. — Le malade a eu il y a quatre ans une conjonctivite.

La vision des couleurs est normale. Le réflexe à l'accommodation paraît plus lent qu'à l'état normal; le réflexe à la lumière s'effectue bien.

Le malade a eu à deux ou trois reprises différentes de petits vertiges. Quand il ferme les yeux, il a de l'abasie. — La marche est d'ailleurs assez peu assurée.

L'ouïe n'est pas aussi bonne qu'autrefois. Le tic-tac de la montre est mieux perçu par l'oreille droite que par la gauche.

La *sensibilité* cutanée est très modifiée. On rencontre en effet de l'hémianesthésie gauche du tronc et des membres avec hypoesthésie du côté gauche de la face.

Le champ visuel est rétréci concentriquement des deux côtés.

Le réflexe pharyngien est complètement aboli. Les autres réflexes sont normaux.

L'hydrothérapie et l'électricité combinées sont venues au bout d'un mois dissiper le spasme, permettant ainsi au malade de retourner dans sa famille.

Tous les grands symptômes des spasmes respiratoires hystériques se trouvent réunis dans l'observation précédente. La toux est sèche, quinteuse, éclatante. Elle ressemble à un aboiement qui se produirait avec un rythme régulier. Au début, elle ne se montre qu'à certaines heures du jour. Elle ne s'accompagne pas de fièvre. Cependant le petit malade est fatigué, et devant l'insuccès absolu des sirops calmants et des pilules opiacées, sa famille s'affole et le médecin commence à perdre contenance, bien qu'il ne trouve à l'auscultation des poumons aucun signe de nature à faire supposer l'existence d'une lésion de ces organes.

Ces caractères seuls devaient suffire pour établir le diagnostic. Mais il y en avait d'autres, tels que le rétrécissement concentrique des champs visuels, l'abolition du réflexe pharyngien et, par dessus tous, l'hémianesthésie du côté gauche, qui témoignaient en faveur de l'hystérie.

Après les avoir constatés, M. Pitres conseille un traitement hydrothérapique rigoureux. Un mois après, la guérison était complète. Nous n'osons pas affirmer qu'elle soit définitive, car, en matière d'hystérie, les récidives sont toujours possibles.

OBSERVATION XXI (personnelle).

Bégaiement hystérique.

SOMMAIRE : Homme, dix-neuf ans, fils d'un père bègue et d'une mère très nerveuse, bien portant jusqu'à quatorze ans. A cette époque, il voit écraser son père sous ses yeux : émotion violente, perte de connaissance, convulsions, début du bégaiement. Stigmates : îlots d'hypoesthésie cutanée. Rétrécissement concentrique des champs visuels. Amélioration très notable du bégaiement par quelques séances de faradisation (¹).

Ter..., dix-neuf ans, équilibriste, né à P..., entré dans le service de M. le professeur Pitres, salle 16, lit 19, le 12 octobre 1888.

Antécédents héréditaires. — Parmi les grands-parents, la grand'mère maternelle seule aurait eu plusieurs crises de nerfs de nature indéterminée.

(¹) Ce malade a été présenté par nous à la Société d'anatomie et de physiologie de Bordeaux, dans la séance du 12 novembre 1888.

Père, mort à quarante-quatre ans à la suite d'un accident. En aidant à monter un fardeau à l'aide d'une corde glissant sur une poulie, celle-ci s'est cassée et la table lui étant tombée sur la tête lui brisa le crâne. D'un caractère calme, il bégayait depuis sa naissance. Jamais d'excès d'aucun genre.

Mère, âgée de quarante-huit ans, se porte fort bien. Elle n'est ni bègue, ni ticqueuse, mais en revanche extrêmement peureuse et très impressionnable. De plus, elle se met en colère pour le moindre motif. Pas d'attaques convulsives.

Un frère, âgé de dix-huit ans, très violent.

Une tante paternelle, morte à soixante et un ans, sujette aux attaques de nerfs.

Un oncle maternel, mort d'apoplexie à soixante-neuf ans.

Une cousine de vingt et un ans, hystérique.

Antécédents personnels. — Pas de maladies du premier âge.

A onze ans, rougeole sans complication.

A quatorze ans, Ter... travaillait avec son père au moment où l'accident raconté plus haut lui arriva. En présence d'un tel malheur, il eut d'abord une faiblesse d'estomac, puis il perdit complètement connaissance pendant cinq minutes environ, sans convulsions. Revenu à lui, il rentra chez ses parents où il eut une seconde perte de connaissance en voyant le crâne broyé de son père. Dès qu'il reprit ses sens, il se coucha, et à peine fut-il au lit qu'il eut une attaque convulsive d'une durée de vingt minutes avec intégrité de la connaissance. Dans son récit il raconte qu'il se débattait beaucoup et que plusieurs personnes le maintenaient afin de l'empêcher de tomber. Après l'attaque il éprouva une grande fatigue et garda le lit pendant vingt jours. Durant ce temps-là il eut de la fièvre sans délire. Son sommeil était troublé par des cauchemars. La santé revint progressivement, et notre jeune homme recommença son métier de typographe.

Peu de temps après, Ter... remarque qu'il prononçait certains mots, en général les plus longs et les plus durs, beaucoup plus difficilement qu'autrefois. En outre, il éprouvait autour de la ceinture une sensation de serrement qui rendait la prononciation difficile. En même temps sa tête s'est insensiblement inclinée vers la droite sans contracture musculaire.

La difficulté de prononciation et l'inclinaison latérale de la tête ont augmenté peu à peu. De plus, au moment de l'émission des mots, celle-ci était tournée vers la droite et les paupières se fermaient. Dès lors, le bégaiement se déclara, mais, fait intéressant! il n'empêchait jamais la déclamation en public. Grâce à cela, notre jeune homme a pu jouer dans quelques opérettes et continuer le métier de clown-équilibriste qu'il avait entrepris depuis quelques mois. Malheureusement, des contrariétés d'ordre privé étant surve-

nues, l'émission des mots devint encore plus difficile, et un abcès périr
s'étant déclaré en même temps, Ter... entra dans un service de chirurgie
l'hôpital Saint-André où on lui signa son transeat pour le service de M
professeur Pitres.

État actuel le 5 novembre 1888. — Ter... est maigre et grand. Le fa
est intelligent, les facultés intellectuelles sont assez développées. Au repos
ne lui trouve rien de particulier, mais dès qu'il parle, on assiste à des phé
mènes de spasmes respiratoires et du sterno-mastoïdien.

Lorsque notre malade va émettre les mots, sa tête se tourne vers la dro
les orbiculaires des paupières se contractent fortement et par suite font c
celles-ci. L'orbiculaire des lèvres, en se contractant aussi, dilate l'orifice buc
Les mâchoires, légèrement écartées, sont animées de secousses vertica
courtes et uniformes, qui donnent aux sons émis avant les mots un carac
de tremblotement spécial.

Tandis que ces divers mouvements se produisent, le diaphragme est p
d'un spasme assez violent pour que le malade éprouve au niveau de ses ins
tions un serrement des plus prononcés. La langue elle-même est prise d
spasme qui l'élargit et porte sa pointe en arrière.

Ces contractions des muscles de la face, du diaphragme et de la lan
s'accompagnent d'une gêne respiratoire intense, et c'est à cet ensemble
phénomènes que le malade attribue son bégaiement.

Faisons remarquer que la rotation de la tête s'accentue avec la difficulté
la parole et qu'elle existe à peine lorsque celle-ci est aisée.

Le malade ne bégaie qu'au début des phrases et son bégaiement r
quatre types :

Le premier se traduit par les monosyllabes : *gue, gue, gue, gue ;*

Le second par *pa, pa, pa, pa ;*

Le troisième par *ce, ce, ce, ce.*

Enfin, le quatrième est caractérisé par un tremblement des lèvres et de
mâchoire inférieure pendant lequel le malade prononce les voyelles, *a, a, a,*
ou *e, e, e, e.*

Chaque monosyllabe est prononcé cinq ou six fois de rang jusqu'à ce qu
spasme diaphragmatique et la gêne respiratoire aient cessé. Alors le mal
parle librement.

Le bégaiement *existe* toujours dans la conversation courante à v
haute ou basse. Mais il disparaît et subit des modifications dans certai
circonstances.

Il *disparaît* complètement pendant le récit d'un monologue, le chan
l'énumération des chiffres.

Pendant la lecture, à voix haute ou basse, le bégaiement se produit p

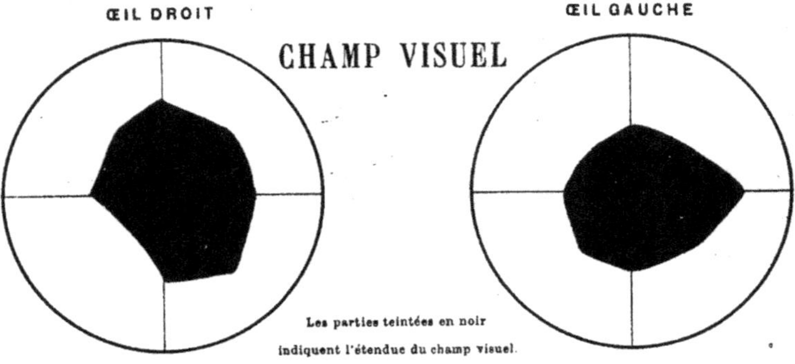

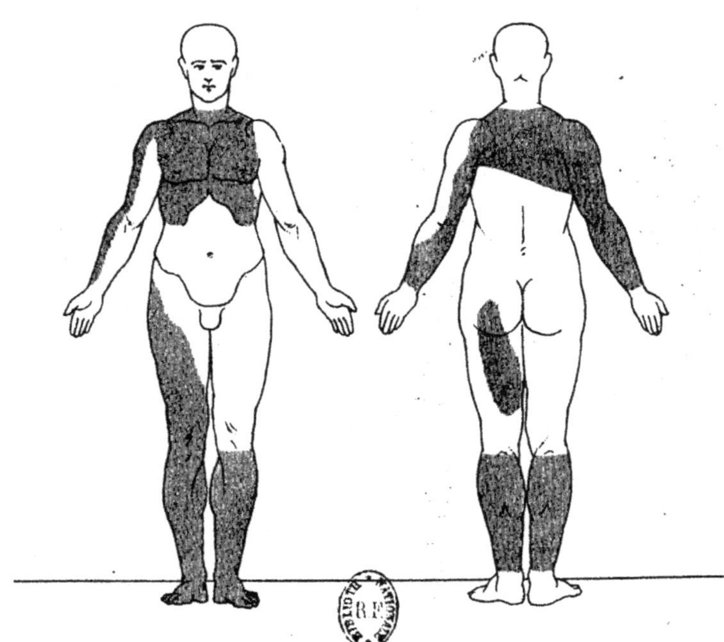

Observation XXI

Ter... Bégaiement hystérique.

intermittence. Ainsi, il ne se montrera pas dans l'espace de plusieurs pages pour reprendre trois ou quatre fois dans cinq ou six lignes.

Si le malade écrit en prononçant les mots à mesure, le bégaiement n'a pas lieu. Si pendant qu'il écrit un sujet quelconque on tient conversation avec lui, le bégaiement se produit.

Les *joies* rendent la parole plus facile; les peines au contraire l'embarrassent.

L'examen des membres et du thorax ne décèle aucune anomalie.

Sensibilité cutanée. — Plaques d'hypoesthésie.

Le cœur, les poumons, l'estomac n'offrent rien de particulier à signaler. Les digestions sont faciles, l'appétit est excellent.

Les *organes des sens* fonctionnent bien.

Rétrécissement concentrique des deux champs visuels. Abolition du réflexe pharyngien.

Réflexes. — *Rotuliens*, affaiblis; plantaires, testiculaires et pupillaires, normaux.

On soumet le malade à un traitement électrothérapique. On applique un tampon sur l'insertion claviculaire du sterno-mastoïdien et un autre sur le creux épigastrique.

Au bout de dix séances (courants interrompus) la parole est devenue beaucoup plus facile. A la quinzième séance, le malade ne bégaie plus.

Sur ces entrefaites, le malade sort quelques jours, contracte la variole, est transporté aux pavillons d'isolement de l'hôpital général de Pellegrin où on constate que, pendant cette maladie, la difficulté d'élocution est revenue en partie pour s'annuler à peu près complètement après la guérison.

Lorsque ce malade s'est présenté à l'hôpital Saint-André pour y être admis, nous étions à la salle de garde et nous avons été frappé, non pas tant de sa manière de parler que de la façon dont il tournait la tête au moment où il allait émettre des paroles.

Après un interrogatoire succinct sur le début de cette manifestation, nous pensâmes avoir affaire tout d'abord à un spasme rythmique du sterno-mastoïdien droit, et ce n'est qu'après un examen plus approfondi que nous songeâmes à étudier de plus près le bégaiement, qui nous paraissait tout autre que celui que nous avions constaté chez certains sujets. En dehors des particularités intéressantes qu'il offrait, le voyant réuni à un spasme bien net de la face du côté droit et du sterno-mastoïdien correspondant, nous nous demandâmes si ces troubles ne relevaient pas uniquement de l'hystérie? Cette pensée, outre qu'elle avait un intérêt scientifique, devait être poursuivie aussi en vue d'apporter du soulagement à ce jeune homme.

L'examen de son hérédité nous apprit, on a pu s'en rendre compte en lisant l'observation, qu'il sortait d'une souche névropathique.

La grand'mère maternelle avait eu des attaques avant sa mort, après être restée huit ans infirme. Son père, *né bègue,* était mort accidentellement. Sa mère avait un tempérament très emporté et se laissait impressionner pour la moindre des choses. Son frère était d'une violence assez grande, sa tante paternelle avait des attaques convulsives, son oncle maternel a succombé à une attaque d'apoplexie, enfin une cousine était franchement hystérique.

De son côté, notre jeune homme n'a rien présenté de particulier dans ses premières années; ni convulsions, ni maladies infectieuses.

Mais, en revanche, nous découvrîmes que ses mouvements spasmodiques et son bégaiement avaient éclaté à la suite de la *mort de son père,* dont il avait été témoin. L'émotion, fort naturelle d'ailleurs, qu'il en éprouva, ·fut d'autant plus grande que la cause occasionnelle était moins prévue. Son père, en effet, avait eu le crâne broyé. Aussi l'ébranlement général survenu dans l'organisme de notre malade fut-il considérable.

C'est ainsi qu'il suscita *deux pertes de connaissance* presque successives et plus tard une attaque convulsive de vingt minutes.

L'hystérie ne devait plus être mise en doute, vu ces données; il nous restait à en rechercher les stigmates.

Le champ visuel était concentriquement rétréci des deux côtés.

Le réflexe pharyngien n'existait plus.

Nous rencontrions sur la surface cutanée de larges plaques d'hypoesthésie.

En présence de ces documents nous considérâmes le spasme et le bégaiement comme hystériques. Les changements que nous étions alors susceptibles d'y apporter devaient confirmer cette manière de voir qui pour nous était une certitude. Nous nous empressâmes aussitôt de persuader le malade (qui d'ailleurs ne rentrait pas à l'hôpital pour les accidents dont nous nous occupons) qu'il guérirait de ses mouvements de tête et de son bégaiement. La chose lui parut au premier abord douteuse, car, son père ayant été bègue toute son existence, il supposait être voué au même sort.

Le traitement institué par nous fut celui indiqué par Charcot, l'électrisation, avec les courants interrompus, des muscles opposés à ceux atteints de spasmes.

Dix séances suffirent pour produire une *grande amélioration* et à la quinzième tout bégaiement avait disparu et tout spasme s'était dissipé. A vrai dire, on ne pouvait mieux désirer et l'hypothèse du début ne demandait plus à être poursuivie pour la transformer en fait acquis.

Lorsque nous avons voulu étudier, en détail, le bégaiement de Ter... nous avons lu auparavant l'article du *Dictionnaire encyclopédique des sciences médicales* pour savoir si ce qui en était dit se rapportait à notre cas.

Comme étiologie nous avons trouvé l'hérédité, l'imitation, les peurs brusques survenues dans l'enfance. A coup sûr toutes causes pouvant donner lieu à bien des troubles, mais surtout à des accidents d'ordre hystérique. Aussi, nous sommes-nous demandé si un bon nombre d'individus, devenus bègues à la suite des causes sus-indiquées, ne seraient pas de purs hystériques comme notre malade et si, par conséquent, au lieu de recourir à des méthodes de prononciation, sans nul doute excellentes, mais ne donnant que des résultats tardifs et parfois incomplets, on ne trouverait pas plus de satisfaction en s'adressant aux agents modificateurs des symptômes hystériques. Dans tous les cas, on pourrait en user en tant qu'agents thérapeutiques simples. Cette idée nous a été suggérée en outre par ce que dit M. Guillaume, l'auteur de l'article du *Dictionnaire encyclo-pédique*. En effet, il y est dit, à la Symptomatologie, qu'à la répétition convulsive des syllabes s'ajoutent quelquefois des mouvements con-vulsifs, soit dans les muscles du visage, soit dans diverses parties du corps (tête, bras, jambe).

Pour baser notre proposition, il faudrait évidemment pouvoir faire l'examen rétrospectif d'observations. Malheureusement la chose est impossible, car elles sont trop incomplètes. Il resterait alors à déter-miner si le bégaiement hystérique ne revêtirait pas plutôt telle forme que telle autre, sans avoir de caractéristique à part, comme M. Pitres l'a démontré pour le tremblement. Tenter la chose avec un seul fait ne nous semble pas suffisant; néanmoins nous allons essayer de voir si notre bègue présente, au point de vue de la prononciation des mots, quelque particularité spéciale.

Nous ferons d'abord observer que *jamais il ne bégaie au cours d'une phrase*, et que *la répétition convulsive*, pour nous servir de l'expression de M. Guillaume, *n'a lieu qu'au début des phrases*.

De plus, Ter..., en commençant une phrase, ne répète pas la pre-mière syllabe du premier mot, *il a en quelque sorte ses syllabes* qui se réduisent à quatre types :

1° La syllabe *gue;*

2° La syllabe *pa;*

3° La syllabe *ce;*

4° Les voyelles *a, a, a, a,* ou *e, e, e, e,* répétées successivement.

Ces syllabes sont employées indifféremment, *que le mot commence par elles ou non;* c'est ainsi qu'il répétera plusieurs fois « *gue... gue... gue...* » quand le premier mot commencera par une voyelle ou une syllabe différente, et ainsi de suite. En somme, il paraît se servir des quatre monosyllabes, indiqués comme de *secours,* pour arriver à parler. Elles lui servent en quelque sorte de points de repère, de jalons pour permettre à l'élocution de s'effectuer.

Cette répétition est-elle le résultat du spasme lingual, labial et diaphragmatique? Cette question nous paraît toucher à la pathogénie du bégaiement, que nous ne tenons pas à traiter.

Parmi les modifications que subit le bégaiement, nous rappellerons les suivantes :

1° Le chagrin rend la parole plus difficile. La joie la rend plus aisée ;

2° En lisant, le bégaiement est bien moins prononcé que dans la conversation ;

3° *Jamais il n'existe* dans le récit des monologues, dans le chant et en comptant ;

Cette dernière considération s'applique, nous le savons, à beaucoup d'autres bègues ; nous ne faisons que la mentionner ;

4° Ter... *ne bégaie pas du tout* si dans une conversation il prononce les mots en les écrivant ;

5° Il bégaie, suivant le type indiqué, en tenant une conversation ordinaire, à voix haute ou basse.

Nous n'avons à relever aucun autre trouble psychique ou physique. Toutefois, nous ajouterons que le malade est extrêmement peureux.

Rappelons, de plus, que le *spasme musculaire*, limité aux orbiculaires des paupières, aux muscles de la face du côté droit, à la langue, au sterno-mastoïdien droit et au diaphragme, *se produit uniquement* lorsque le malade veut parler et qu'il disparaît complètement dès que la phrase est terminée, pour se reproduire, identique au premier, au début de la phrase suivante. Nous n'avons pas remarqué que le sterno-mastoïdien droit soit hypertrophié et que le congénère opposé soit atrophié.

Ce spasme, vu les caractères que nous venons de voir, rentre bien, ce nous semble, dans le groupe que M. Pitres désigne sous le qualificatif de spasmes rythmiques respiratoires compliqués, avec bruits articulés.

Observation XXII (résumée) [1].

Troubles de la parole et tics convulsifs de la face dans un cas d'hystérotraumatisme.

Sommaire : Homme, trente-quatre ans, issu de grands-parents névropathes et d'un père suicidé. Sujet pendant sa jeunesse à divers accidents nerveux, fait une chute grave en mai 1888. Cinq jours après, on commence à remarquer des troubles de l'articulation des mots. Plus tard survient un léger tic convulsif de la face. Hémianesthésie droite. L'application d'un aimant fait disparaître l'anesthésie, mais provoque une hémi-contracture du côté gauche. Hydrothérapie. Guérison.

Dup... (Pierre), trente-quatre ans, charpentier.

Antécédents héréditaires. — Son grand-père paternel est mort à quatre-vingt-dix-sept ans ; sa grand'mère paternelle est morte à quatre-vingt-seize ans. Elle était, nous dit le malade, très violente et très émotive.

Son grand-père maternel est mort à soixante-huit ans, paralytique ; sa grand'mère maternelle est morte à quatre-vingt-huit ans. — Elle avait aussi un caractère très violent et très emporté.

Son père s'est suicidé à cinquante-huit ans pour une cause restée inconnue. — Sa mère vit encore, est bien portante et ne présente aucun trouble nerveux.

Le malade a aussi deux frères et une sœur se portant bien et chez lesquels rien non plus n'est à signaler.

Antécédents personnels. — Dup... n'a eu aucune maladie dans l'enfance ou dans l'adolescence. A quinze ans, à la suite d'une chute dans l'eau, il fut pris d'un tremblement émotif qui dura près d'une année. A dix-huit ans, il s'embarque à bord d'un navire marchand comme matelot, fait plusieurs voyages, s'engage ensuite dans l'armée de terre où il acquiert le grade de sergent. En possession de ce grade, il se montra très sévère envers ses inférieurs ; c'était, nous dit-il, « un besoin de tyrannie et de méchanceté qui me dominait ». Ayant donné quelques signes d'excitation cérébrale, il fut réformé et reprit bientôt ses voyages sur mer. Les détails que nous avons recueillis sur les diverses situations de Dup... nous ont permis de voir combien grands étaient son état d'irritabilité et l'inconstance qui régissait tous ses actes.

Le 26 mai 1888, il tombe d'une hauteur de vingt mètres au fond de la cale

[1] Ce malade a été présenté par nous à la Société d'anatomie et de physiologie de Bordeaux, dans sa séance du 22 octobre 1888. Son observation a été l'objet d'un travail, fait en commun avec notre excellent collègue et ami le Dr Henri Lamarque, ancien interne des hôpitaux, et publié dans le *Journal de médecine de Bordeaux* en 1889. Nous ne donnons ici qu'un résumé succinct de l'observation.

d'un navire sur lequel il travaillait; seul, le talon gauche porte violemment sur des barriques qui se trouvaient au fond de cette cale. Sous la force de l'impulsion, Dup... est renversé et tombe sur le côté gauche en se faisant une entorse du poignet gauche et une plaie du front, située à un centimètre au-dessus du sourcil gauche et parallèlement à lui. Dup... fut immédiatement transporté à l'hôpital Saint-André, où l'interne de garde lui sutura cette petite plaie, longue environ de cinq centimètres à l'aide de quatre points de suture. Cette plaie était superficielle; l'os frontal n'était pas lésé, les téguments n'étaient pas décollés. Une petite plaie de la lèvre inférieure fut réunie de même par un seul point de suture.

A son arrivée à l'hôpital, Dup... était dans un état de surexcitation se traduisant par de la loquacité et de la turbulence; les idées paraissaient saines cependant, et nous sommes assuré que cet état n'était point dû à l'ivresse, comme on aurait pu le croire tout d'abord. Dup... fut alors transporté dans le service de M. le professeur Demons, salle 18, lit 19.

Le pansement, appliqué à la salle de garde, est défait trois jours après; la plaie va bien, la lèvre inférieure est tuméfiée, ce qui cause un peu de gêne de la parole. Quatre jours après (2 juin), on renouvelle le pansement, on enlève les points de suture, la plaie n'offre rien de particulier, mais on constate la présence d'une ecchymose considérable de la conjonctive droite et d'une autre ecchymose sur les gencives de la mâchoire supérieure. La plaie de la lèvre est à peu près guérie, et pourtant *le malade articule les mots d'une façon très anormale.* De plus, la langue présente divers troubles de sensibilité.

Nous présentons le malade à la Société d'anatomie et de physiologie de Bordeaux, le 4 juin, où on se range à l'idée que nous avions précédemment émise d'une fracture d'un des os de la face ayant amené la section ou la compression d'un nerf sensitif.

Le malade sort de l'hôpital peu de jours après, mais nous continuons à suivre jour par jour l'évolution des divers troubles qu'il présente, et nous constatons que les troubles de sensibilité déjà signalés persistent toujours; quant aux troubles du langage, ils vont chaque jour en augmentant et attirent de plus en plus notre attention. Le poignet gauche est toujours douloureux, ainsi que le talon gauche sur lequel le malade ne peut s'appuyer en marchant. Rien à signaler du côté des grandes fonctions.

Le 18 juin, nous faisons venir le malade au laboratoire de clinique de M. le professeur Pitres, où nous pratiquons un examen complet. Là, nous constatons que les plaies de la région sourcilière et de la lèvre sont cicatrisées; seule, l'ecchymose de la conjonctive droite persiste encore. L'examen de la face révèle en outre l'existence d'un tic convulsif non rythmique et non douloureux, consistant en un clignotement de la paupière supérieure droite et élévation de l'aile du nez et de la commissure labiale correspondante. Concomitamment surviennent des soubresauts plus ou moins étendus dans le membre supérieur droit, soubresauts dans lesquels le membre est soulevé en masse. Ces tics diminuent d'intensité quand le malade parle ou que son attention est fixée.

Les troubles de la parole sont revenus cinq jours après l'accident. Ils se caractérisent ainsi. Au moment où le malade veut parler, il fait une grande inspiration et prononce plusieurs fois très rapidement le monosyllabe *né*, de la manière suivante : *nénénénéné*, et qu'il remplace parfois par *di..... dididi*. Les mots sont alors prononcés d'une façon tout à fait anormale, comme on peut s'en convaincre par le tableau suivant, où nous avons essayé de reproduire la manière dont Dup... prononce les diverses lettres de l'alphabet :

A.........	*a.*	H......	*atte.*	O.........	*o.*	V.....	*né.*
B........	*dé.*	I	*i.*	P........	*té.*	X.....	*ic.*
C........	*té.*	J	*di.*	Q.........	*tu.*	Y.....	*nidette.*
D........	*di.*	K	*ta.*	R.........	*ner.*	Z.	prononcé en nasonnant. impossible à rendre.
E........	*e.*	L......	*nel.*	S.........	*ette.*		
F........	*ette.*	M	*nenne.*	T.........	*t.*		
G........	*dé.*	N	*nenne.*	U.........	*u.*		

Pendant que le malade parle, il est à remarquer que la salivation est très abondante et que le creux épigastrique est absolument immobile. Dup... écrit plus rapidement et plus brusquement qu'avant son accident; les mouvements qu'il exécute pendant qu'il écrit sont pour ainsi dire crispés.

Les mouvements volontaires d'élévation, de rétraction, de latéralité de la langue, sont conservés, mais l'organe ne peut être tiré hors de la bouche que jusqu'au bord postérieur de la lèvre inférieure.

La *sensibilité* à la piqûre est abolie sur la moitié droite de la joue, sur la muqueuse gengivale qui tapisse la moitié droite de la mâchoire supérieure. Le voile du palais réagit au toucher. Les saveurs sont perçues.

L'examen de la peau a décelé une hémianesthésie et une hémianalgésie droites.

Les réflexes rotuliens sont normaux.

La peau du scrotum est nettement hypoalgésique à droite; le testicule droit est complètement impossible à la pression.

Le réflexe pharyngien est aboli.

Du côté des organes des sens, nous notons un affaiblissement assez notable de l'ouïe à droite.

Du côté de l'œil, il n'y a pas de signes ophtalmoscopiques. Il existe un peu de diplopie. Le champ visuel est rétréci des deux côtés.

L'odorat est très notablement affaibli.

Tous ces symptômes nous conduisent alors à penser que nous sommes en présence d'un exemple d'hystérotraumatisme, et nous instituons alors un traitement en conséquence (celui-ci étant appliqué sur l'avant-bras droit).

Une première séance d'aimant provoque le retour presque complet de la sensibilité à la piqûre du côté anesthésié. Une seconde séance est suivie du retour complet de la sensibilité sur la peau et sur la muqueuse gengivale, mais aussi de contracture des muscles du côté gauche du cou. Une troisième séance d'aimant, dans laquelle on applique l'aimant sur l'avant-bras gauche, ne donne aucun résultat.

Il en est de même des pulvérisations d'éther faites au niveau du sterno-mastoïdien gauche; une séance d'électrisation resta également sans effet.

Nous le soumîmes alors à un traitement hydrothérapique (juillet 1888), qui fut continué pendant plus de deux mois. A ce moment, nous perdîmes le malade de vue, mais nous le rencontrâmes (octobre 1888) bientôt complètement guéri. En effet, à cette époque, tous les mouvements de la face s'exécutent librement; la langue peut être complètement tirée hors la bouche. La sensibilité à la piqûre, ainsi que la perception des saveurs, est normale.

Le réflexe pharyngien, sans être normal, est plus accentué qu'au début de la maladie. La tête est droite, et tous les mouvements de la tête s'exécutent aisément. La sensibilité du côté droit de la face est un peu obtuse. Celle du côté correspondant du tronc et des membres est à peu près égale à celle du côté opposé.

Toutes les lettres sont correctement prononcées; la parole ne présente d'autre particularité qu'une sorte de grasseyement. Il existe une tendance à l'oubli des voyelles.

Les réflexes rotulien, testiculaire, plantaire, sont normaux.

La démarche est correcte.

Les forces prises au dynamomètre donnent :

Membre supérieur droit, 33 kilog.; membre supérieur gauche, 60 kilog.

Huit jours après l'accident, le membre supérieur gauche, ne donnait que 5 kilog.

Nous n'insisterons pas longuement sur la discussion du diagnostic des accidents présentés par Dup... Il s'agit évidemment là d'un cas complexe d'hystérotraumatisme. Nous renvoyons, pour plus de détails, à l'observation que nous avons publiée dans le *Journal de médecine de Bordeaux* et dans le *Bulletin de la Société d'anatomie* de cette ville (1888).

RÉFLEXIONS

SUR LES VINGT-DEUX OBSERVATIONS

Pour faciliter l'examen d'ensemble de nos 22 cas d'hystérie mâle, nous avons cru bon d'établir le tableau qui suit où se trouvent réunis, en face du nom de chaque malade, l'âge auquel ont débuté les accidents hystériques, les professions, leur hérédité névropathique, les manifestations fonctionnelles dont ils étaient porteurs au moment de leur séjour dans le service de la clinique, les causes qui les ont provoquées, le genre des stigmates et enfin la manière dont se sont comportés les symptômes en question.

Numéros	Noms	Âges	Professions	Hérédité névropathique	Manifestations hystériques	Agents provocateurs	Sensibilité — Peau	Sensibilité — Muqueuse	Réflexe pharyngien — Aboli	Réflexe pharyngien — Normal	Champ visuel rétréci	Crises convulsives	Terminaisons — État stationnaire	Terminaisons — Amélioration	Terminaisons — Guérison
1	Gui......	36	Chauffeur.	Oui.	Monoplégie brachiale droite.	Traumatisme.	Anesthésie en gigot.	Variable.	Oui.		Bilatéral.	Oui.			Oui.
2	Log......	39	Maître d'hôtel.	Oui.	Monoplégie brachiale gauche.	Traumatisme.	Anesthésie en gigot.	Variable.	Oui.		Bilatéral.	Non.			Oui.
3	Le Ble...	31	Journalier.	Oui.	Monoplégie brachiale droite.	Traumatisme.	Anesthésie en gigot.	Variable.	Oui.		Bilatéral.	Non.			Oui.
4	Syl......	24	Militaire.	Non.	Monoplégie brachiale droite.	Traumatisme.	Anesthésie en gigot.	?	Oui.		Bilatéral.	Non.	Oui.		
5	Rog......	27	Journalier.	Oui.	Monoplégie brachiale gauche.	Alcoolisme et surmenage.	Anesthésie et hypoesthésie en îlots.	Hémianesthésie gauche.	Oui.		Bilatéral.	Non.			Oui.
6	Lar......	33	Employé de commerce.	Oui.	Monoplégie brachiale gauche.	Émotion.	Anesthésie en gigot.	Anesthésie conjonctivale.		Oui.	Bilatéral.	Non.	Oui.		
7	De......	40	Cordonnier.	Père alcoolique.	Monoplégie brachiale gauche.	Albuminurie.	Hémianesthésie partielle.	?		Oui.	Bilatéral.	Oui.	Oui.		
8	Cab......	19	Marin.	Oui.	Monoplégie brachiale gauche.	Traumatisme.	Hémianesthésie.	Variable.		Oui.	Unilatéral.	Oui.	Oui.		
9	Mer......	19	Lithographe.	Oui.	Hémiplégie gauche.	Saturnisme-Traumatisme.	Hypoesthésie.	Normale.	Oui.		Bilatéral.	Non.		Oui.	
10	Car......	26	Peintre.	Oui.	Hémiparésie gauche.	Saturnisme.	Anesthésie et hypoesthésie.	?		Oui.	Bilatéral.	Non.			Oui.
11	Mar......	21	Jardinier.	Oui.	Paraplégie.	Excès alcoolique et vénérien.	Anesthésie et hypoesthésie.	Hémianesthésie.	Oui.		Bilatéral.	Oui.			Oui.
12	Roub....	42	Tailleur.	Non.	Tremblement trépidatoire.	Alcoolisme.	Anesthésie en îlots.	Variable.	Oui.		Bilatéral.	Non.			Oui.
13	Guin.....	37	Sculpteur.	Oui.	Tremblement trépidatoire.	Émotion.	Petites plaques anesthésiques.	Variable.		Oui.	Bilatéral.	Oui.	Oui.		
14	Pen......	24	Employé de commerce.	Oui.	Tremblement vibratoire.	Excès alcoolique.	Normale.	?	Oui.		Bilatéral.	Non.	Oui.		
15	Dal......	19	Cultivateur.	Oui.	Tremblement vibratoire.	Traumatisme.	Petites plaques anesthésiques.	Normale.	Oui.		Bilatéral.	Non.			Oui.
16	Dar......	17	Vacher.	Oui.	Tremblement intentionnel.	Dothiénentérie.	Normale.	Normale.	Oui.		Bilatéral.	Non.		Oui.	
17	Duc......	46	Résinier.	Non.	Spasmes localisés du cou.	Traumatisme.	Hyperesthésie.	Normale.		Oui.	Bilatéral.	Non.	Oui.		
18	Lab......	35	Peintre.	Père alcoolique.	Pseudo-chorée saltatoire.	Saturnisme.	Anesthésie et hypoesthésie en plaques.	Normale.		Oui.	Bilatéral.	Non.			Oui.
19	Yo......	31	Cultivateur.	Oui.	Pseudo-chorée saltatoire.	Émotion.	Normale.	Normale.	Oui.		Bilatéral.	Non.		Oui.	
20	Cer......	14	Écolier.	Oui.	Toux-aboiement.	?	Hémianesthésie et hypoesthésie.	Normale.	Oui.		Bilatéral.	Non.			Oui.
21	Ter......	14	Équilibriste.	Oui.	Bégaiement.	Émotion.	Plaques d'hypoesthésie.	?	Oui.		Bilatéral.	Oui.		Oui.	
22	Dup......	31	Charpentier.	Oui.	Troubles de la parole et tics convulsifs de la face.	Traumatisme.	Anesthésie, hypoesthésie.	Variable.	Oui.		Bilatéral.	Non.			Oui.

En consultant chacune des divisions de notre tableau, nous voyons que les accidents hystériques ont débuté :

6 fois avant 20 ans,
5 fois de 20 à 30 ans,
7 fois de 30 à 40 ans,
3 fois de 40 à 50 ans,
1 fois de 50 à 60 ans.

Par conséquent l'hystérie aurait surtout éclaté jusqu'à 40 ans.

Ce résultat est en harmonie avec celui que nous avons trouvé dans la thèse de Klein, dont voici le résumé :

de 0 à 10 ans........ 0
de 10 à 20 ans........ 15
de 20 à 30 ans........ 23
de 30 à 40 ans........ 10
de 40 à 50 ans........ 4
de 50 à 60 ans........ 1
à 60 ans............ 1

D'autre part, la statistique de 100 cas d'hystérie que récemment M. le professeur Pitres a cités dans ses *Leçons sur l'hystérie* dans les deux sexes, fournit les données suivantes :

	Hommes.	Femmes.	Total.
de 6 à 10 ans........	1	1	2
de 11 à 15 ans........	4	12	16
de 16 à 20 ans........	6	34	40
de 21 à 25 ans........	2	18	20
de 26 à 30 ans........	4	4	8
de 31 à 35 ans........	8	0	8
de 36 à 40 ans........	5	0	5
de 41 à 45 ans........	0	0	0
de 46 à 50 ans........	1	0	1

Il ressort de ces différents exposés que les accidents hystériques éclatent principalement de 10 à 40 ans chez l'homme. En tirer une conclusion formelle pour dire que la grande névrose n'est pas susceptible de se développer après cet âge ne serait pas en rapport avec la nature de notre science. Nous savons, en effet, qu'à côté de la pathologie se trouve la clinique, et, si cette dernière nous permet d'établir quelques documents, il est imprudent de s'en tenir exclusivement à eux. Quand on dit, par exemple, que la coqueluche est une maladie de l'enfance, que l'ulcère ou le cancer de l'estomac se rencontrent plutôt à tel âge qu'à tel autre, cela n'a jamais voulu dire qu'en dehors de l'époque fixée par les pathologistes on n'en rencontre pas. L'hystérie est du domaine de la vieillesse comme de l'âge adulte, mais elle porte moins ses coups à cette époque de la vie qu'à toute autre et l'on peut jusqu'à plus ample informé considérer comme rares les manifestations se produisant après la soixantaine.

Les malades qui font l'objet de nos observations ont tous été étudiés dans un service hospitalier, c'est donner à entendre que leurs *professions* étaient en général pénibles et que, par suite, nos données à cet égard sont fort incomplètes à bien des points de vue. Néanmoins, elles viennent à l'encontre d'idées déjà bien anciennes, suivant lesquelles l'hystérie appartiendrait plutôt aux professions n'exigeant aucun effort physique et aux tempéraments efféminés. Nos sujets exécutaient pour la plupart des travaux pénibles puisque 10 étaient journaliers, charpentiers, cultivateurs, etc., 4 étaient peintres, lithographes ou cordonniers, les autres remplissant des fonctions moins pénibles.

Leur organisme, au point de vue constitutionnel, ne laissait rien à désirer. C'étaient, au contraire, en majeure partie des hommes très robustes, très vigoureux et capables d'exercer leurs travaux avec la plus grande aisance. D'ailleurs il est démontré actuellement que le *féminisme* n'appartient guère aux hystériques mâles. C'est à tort qu'on s'en servait comme caractère autrefois, alors que la grande névrose était supposée appartenir presque exclusivement au sexe féminin.

Sauf dans trois cas (obs. IV, XII, XVII), l'*hérédité* est franchement névropathique. Son influence est reconnue par la plupart des auteurs qui se sont occupés d'hystérie, aussi est-on en droit de se demander comment Russel Reynolds ([1]) a pu avancer que « l'hérédité ne paraît » avoir aucune influence sur le développement de l'hystérie » ([1]). On ne doit pas envisager l'hérédité directe seulement, il faut aussi remonter plus haut et ne pas oublier que les diverses névroses, faisant partie de la même famille, peuvent naturellement avoir entre elles des connexions intimes. Il y a l'*hérédité similaire* dans laquelle un père et une mère hystériques engendreront des hystériques, mais à côté on trouve l'*hérédité dissemblable* par laquelle des épileptiques, des aliénés auront des enfants neurasthéniques, violents, originaux, etc. Les affections matérielles de l'axe cérébrospinal ne doivent même pas en être exclues.

Par conséquent, il est indispensable, pour se faire une idée juste de la nature d'un symptôme nerveux, de remonter aux ascendants. Presque toujours on découvrira une tare héréditaire représentée par l'une ou l'autre des espèces de la grande famille névropathique, que ce soit l'hystérie, l'épilepsie, la chorée, l'alcoolisme, ou encore des infirmités psychiques réduites à la superstition, à l'originalité, à la neurasthénie, ou allant jusqu'à l'idiotie.

En consultant les œuvres de Briquet, on voit que « les hystériques » ont 25 pour 100 de parents atteints de maladies nerveuses ou » d'affections de l'encéphale » alors que « les sujets non hystériques » n'ont que 2 et 1/8 pour 100 de ces parents» ([2]).

Batault, dans sa thèse, démontre d'une façon tout aussi péremptoire le rôle important exercé par l'hérédité. L'examen des 100 malades dont il a réuni les observations a révélé l'existence de cet agent dans 77 cas.

([1]) *Hereditary taint has not been shown to exert any marked influence in the development of hysteria* (*A system of medicin,* edited by Russel Reynolds, article *Hysteria,* t. II, London, 1868, p. 306).

([2]) Briquet. *Traité clinique et thérapeutique de l'hystérie.* Paris, 1859, p. 90.

Charcot de son côté l'a maintes fois établi dans ses *Leçons du mardi* au sujet de bon nombre de malades.

Enfin, M. le professeur Pitres[1] a conclu de toutes les observations d'hystériques ayant passé dans son service à l'hôpital Saint-André depuis plus de dix ans, que dans les ascendants on trouve des hystériques, des épileptiques, des aliénés, des ivrognes, des impulsifs, etc.

Si le rôle de l'hérédité est puissant, il n'en est pas moins vrai que l'hystérie, pour se révéler, a besoin d'un *agent provocateur.*

Ces agents provocateurs sont par ordre de fréquence chez nos hommes :

  8 fois des traumatismes ;
  5 — des émotions ;
  3 — l'intoxication par le plomb, mercure.
  2 — l'intoxication par l'alcool ;
  1 — l'albuminurie ;
  1 — la dothiénentérie ;
  1 — les excès de tout genre.

Enfin, dans l'obs. XX, la cause occasionnelle n'a pas été saisissable. Mais nous nous empressons d'ajouter qu'il s'agit d'un adolescent et qu'à cet âge l'hystérie semble se développer plus à l'improviste que chez les adultes.

D'après ces données, le traumatisme a joué un rôle prépondérant. A cela rien d'étonnant, étant données les professions de nos sujets. Ce n'est pas à dire qu'une émotion n'eût pas été capable de réveiller la diathèse ; l'homme comme la femme se laisse facilement impressionner, mais celle-ci se livrant beaucoup moins à des travaux physiques, pénibles, exposant à des chutes ou à des accidents, ne peut tomber aussi souvent que l'homme sous le coup de traumatismes. Chez elle, ce sont les émotions qui tiennent la première ligne.

La nature des *symptômes* nous paraît avoir suffisamment été

[1] *Leçons sur l'hystérie,* loc. cit.

exposée pour que nous y revenions longuement. Nous nous contenterons de faire remarquer qu'ils se sont cantonnés à deux types : 1° des paralysies motrices et sensitives ; 2° des troubles spasmodiques.

La *sensibilité de la peau* s'est trouvée modifiée 19 fois sur 22, tantôt sous forme d'hémianesthésie, tantôt par plaques. Elle a recouvré le type dit *en manche de veste* ou *en gigot* dans 6 cas sur 8 de monoplégies brachiales. Par contre, la sensibilité est demeurée normale chez 3 malades, dont 2 atteints de tremblement et 1 de pseudo-chorée saltatoire.

Les *muqueuses,* d'une manière générale, n'ont guère subi de modifications appréciables. Les uns ou les autres réagissaient peut-être un peu moins aux excitations périphériques, mais la différence était si localisée et d'autre part si peu accentuée, qu'il a été difficile d'établir des résultats positifs. Toutefois, il y a une grande différence entre les troubles sensitifs cutanés et muqueux.

En revanche, chez tous nos hommes, le rétrécissement concentrique du champ visuel était manifeste, 21 fois pour les deux yeux, et 1 fois pour un. D'autre part, le réflexe pharyngien était aboli 15 fois et conservé 7 fois. L'importance du premier sur le second de ces *stigmates* est assez nette.

Malgré l'importance qu'on attache généralement au second, nous serions volontiers porté à le placer, en principe, bien loin après le premier.

Il résulte, en effet, de plusieurs examens de malades, nullement névropathes et soumis à notre observation, que le réflexe du pharynx était aboli sans qu'il y eût, bien entendu, de lésion antérieure ou actuelle de cette région.

A notre avis, qu'on en tienne compte lorsqu'ils font partie d'un groupe de signes assez précis, fort bien. Mais qu'on le traite à l'égal du rétrécissement du champ visuel, non.

En somme, tous ces résultats confirment pleinement les règles établies par Charcot et ses élèves.

Il n'en est pas de même de l'*hypnotisation* et des *contractures* provoquées.

On sait, en effet, qu'un seul de nos malades a pu être hypnotisé,
et que chez aucun nous n'avons pu obtenir de contractures par tous
les moyens connus et employés en général. Pour aussi vigoureuse-
ment qu'on ait secoué, flagellé, frictionné ou comprimé les membres
à l'aide d'un lien, jamais la contracture ne s'est produite.

Les *convulsions* ont encore été assez rares puisqu'elles n'ont existé
que chez 6 hommes. La véritable attaque, avec toutes ses phases,
n'a été constatée qu'une seule fois, chez Cab... (obs. VIII). Les
autres n'avaient que des secousses plus ou moins accentuées dans
les membres, pendant un temps variable, et sans que jamais elles
aient évolué d'une façon bien déterminée. Elles étaient précédées ou
non de prodromes, peu manifestes d'ailleurs en dehors de Cab...
(obs. VIII), qui parfois éprouvait la sensation de boule.

Les *modifications psychiques* de nos hommes se réduisent simplement à un peu d'excitation ou de tristesse, sans délire aucun. Encore
ces troubles ont-ils été passagers.

Un fait que nous avons constaté chez beaucoup d'entre eux, c'est
le désir ardent de travailler. Le malade de l'obs. XXII est de tous
celui chez lequel ce fait a été le plus manifeste.

Ancien charpentier de la marine, il construisait sans cesse des
petits bateaux miniatures avec un art exquis, et il ne se passait pas
de jour sans qu'il nous en apportât un nombre incalculable. Sa femme
nous racontait à ce sujet que jamais elle n'avait constaté pareille
ardeur chez son mari, quoique bon travailleur, en temps ordinaire.
Non content de fabriquer ses bateaux très avant dans la nuit, il
voulait faire encore le ménage, la cuisine, etc.

Comme on le voit, les troubles psychiques se réduisent à peu de
chose chez nos hystériques. Ils ne corroborent pas l'opinion de ceux
qui leur supposent un état mental particulier.

M. le professeur Pitres, dans ses *Leçons sur l'hystérie*, ne croit pas à un état mental hystérique. Les troubles qu'on trouve chez certains de ces malades sont purement et simplement la manifestation d'une association morbide surajoutée à l'hystérie et dépendant comme elle de conditions héréditaires fort complexes. De cette façon, on s'explique les variétés multiples décrites par certains auteurs, et on comprend qu'on puisse rencontrer des hystériques à esprit tout à fait net, d'autres moins bien assis, enfin un certain nombre réellement aliénés.

Sans vouloir sortir des limites que nous nous sommes tracées, il nous a paru bon, en terminant, d'établir un parallèle entre les hystériques femmes et les hystériques mâles du service de notre maître, qui a bienveillamment mis à notre disposition deux tableaux montrant : l'un, la *variété d'étiologie;* l'autre, la nature de l'*accident prédominant*. A eux seuls, ils parlent assez éloquemment pour que nous les fassions suivre de longues réflexions.

Ils démontrent d'une manière précise que les causes occasionnelles sont les mêmes dans les deux sexes, mais avec une intensité différente, et que si les hommes ont été atteints de paralysies et de quelques troubles spasmodiques, les femmes, en revanche, ont présenté une variété bien plus riche en fait d'accidents de toute espèce.

CAUSES OCCASIONNELLES DE L'HYSTÉRIE

	Hommes.	Femmes.	Total.
Émotions morales	8	54	62
Traumatismes	12	4	16
Intoxications	9	0	9
Causes indéterminées	2	11	13
	31	69	100

NATURE DE L'ACCIDENT PRÉDOMINANT DANS CENT CAS D'HYSTÉRIE CONFIRMÉE		HOMMES	FEMMES	TOTAUX
Attaques (43 cas)	convulsives	»	34	34
	de sommeil	»	8	8
	de délire	»	1	1
Tremblements (6 cas)	vibratoires	2	»	2
	trépidatoires	2	»	2
	intentionnels	2	»	2
Spasmes rythmiques (12 cas)	localisés	1	1	2
	systématisés	2	1	3
	respiratoires	1	6	7
Impotences fonctionnelles électives (5 cas)	bégaiement	1	»	1
	abasie	4	»	4
Paralysies (17 cas)	monoplégiques	10	»	10
	hémiplégiques	2	2	4
	paraplégiques	1	»	1
	de la conscience musculaire	1	»	1
	avec atrophie musculaire	1	»	1
Contractures (3 cas)	paraplégiques	»	1	1
	monoplégiques	»	2	2
Accidents gastro-intestinaux (7 cas)	anorexie	»	1	1
	vomissements	1	2	3
	hématémèses	»	1	1
	gastralgie	»	1	1
	péritonisme	»	1	1
Accidents cardiaques (1 cas)	fausse angine de poitrine	»	1	1
Accidents cérébraux (2 cas)	céphalée pseudo-méningitique	»	2	2
Hyperesthésies diverses (3 cas)	arthralgie	»	1	1
	coccygodynie	»	1	1
	sacrodynie	»	1	1
Anesthésie (1 cas)	amaurose	»	1	1
		31	69	100

Malgré les variations symptomatiques indiquées dans le tableau précédent, l'hystérie n'en est pas moins *une* dans les deux sexes.

Elle dépend, en effet, de circonstances étiologiques identiques, et se traduit cliniquement par des phénomènes de même ordre. Les différences légères résultant de l'âge auquel elle apparaît, ainsi que la plus grande fréquence de tel ou tel symptôme, ne suffisent pas pour légitimer une division nosographique absolue entre l'hystérie masculine et l'hystérie féminine.

BIBLIOGRAPHIE

ACHARD. — *Apoplexie hystérique* (Arch. gén. méd., 1887, et Th. Paris, 1887).

ALTHAUSS. — *Diseases of the nervous system*. London, 1877.

BABINSKY. — *Atrophie musculaire chez les hystériques* (Arch. neurologie, 1886).

BATAILLE. — *Traumatisme et névropathies*. Th. Paris, 1886.

BATAULT. — *Contribution à l'étude de l'hystérie chez l'homme*. Th. Paris, 1886.

BEAU. — *Recherches cliniques sur l'anesthésie* (Arch. médecine(.

BERBEZ. — *Hystérie et traumatisme*. Th. Paris, 1887.

BITOT (E.). — *Étude sur quelques cas de spasmes rythmiques respiratoires d'origine hystérique* (Gaz. hebdom. des sciences méd. de Bordeaux, avril, 1888).

BITOT et LAMARQUE. — *Un cas d'hystérotraumatisme chez l'homme* (Bull. de la Société d'anat. et de phys. de Bordeaux, 1888. — Journal de médecine de Bordeaux).

BRIQUET. — *Traité sur l'hystérie*, 1859.

BRISSAUD et P. MARIE. — *Progrès médical*, 1887, nos 5 et 7.

BRODIE. — *Lectures illust. of certain local nervous affection*. London, 1837.

CHAMBARD. — *Hemichorée et hémitremblement hystériques* (Encéphale, 1881.)

CHARCOT. — *Semaine médicale*, 1887. — *Leçons sur les maladies du système nerveux*, t. III. — *Leçons du mardi*, 1888 et 1889.

DEBOVE. — *Gaz. méd. des hôpitaux*, 1886 (Bull. méd. des hôp., 1879).

DRESCHFELD. — *Méd. Chronicle*, 1886, V, 3.

DREYFOUS. — *Société de biologie* (Compte rendu, 1877).

DUPONCHEL. — *L'hystérie dans l'armée* (Rev. de médecine, juin 1886).

DUTIL. — *Étude clinique des tremblements hystériques* (Nouvelle Iconographie de la Salpêtrière, nos 1 et 2, 1890).

DUTIL. — *Note pour servir à l'histoire des rapports de l'hystérie et du saturnisme* (Gaz. méd. de Paris, 31 décembre 1887).

FREND. — *Méd. Blätter*, 1886, 31-33. Wiener.

GENDRIN. — *Leçons sur l'hystérie*.

GRASSET. — *Leçons sur l'hystérotraumatisme* (Montpellier médical, 1889).

GRASSET. — *Leçons sur un cas d'hystérie mâle avec astasie-abasie* (Montpellier médical, 1889).

GUINON. — *Les agents provocateurs de l'hystérie*. Th. Paris, 1889.

HASSE. — *Handbuch der Path.*, etc... Erlangen, 1869.

HIPPOCRATE. — *Œuvres complètes*. Traduction Littré, 1832.

HOMOLLE. — *Hémianesthésie hystérique anormale avec contracture et tremblement du membre inférieur droit* (Prog. méd., 5 juillet 1879).

JANSSEN. — *Nederl. Week blaq voor geneeshunde*.

KLEIN. — *De l'hystérie chez l'homme.* Th., 1880.

LANDOUZY. — *Traité complet de l'hystérie.* Paris.

LEACOCK. — *A treatise on the nervous diseases of women.* London.

LETULLE. — *Notes sur le tremblement mercuriel (France méd., 8 et 10 nov. 1888).*
    —   *L'hystérie saturnine (Semaine médicale, 1887).*
    —   *L'hystérie mercurielle (Soc. méd. des hôpitaux, 12 août 1887).*

LOMBROSO. — *Sulla paralisi del facciale di natura isterica (Lo Spirimentale,* janvier 1888).

MACARIO. — *De la paralysie hystérique (Ann. méd. psychol.,* 1844).

MARIE. — *L'hystérie à la consultation du bureau central des hôpitaux de Paris (Progrès médical,* p. 68, 28 juillet 1889).

MICHAUT. — *Contribution à l'étude des manifestations de l'hystérie chez l'homme.* Th. Paris, 1890.

OPPENHEIM. — *Arch. für Psychiatrie,* XVI, 742.

ORMEROD. — *British medical Journal,* décembre 1887, p. 1216.

PAGE. — *Injuries of the spine and spinal cord without appearent mechanical lesion and nervous shock.* London, 1885.

PIORRY. — *Mémoire sur la nature et le traitement de plusieurs névroses (Clinique médicale,* 1835).

PITRES. — *Leçons sur les tremblements hystériques,* recueillies par E. Bitot, interne des hôpitaux (*Progrès médical,* septembre 1889). — *Leçons sur l'anesthésie hystérique.* — *Des spasmes rythmiques hystériques (Gazette médicale de Paris,* 1888, nos 12, 13, 16, 17, etc...). — *Sur un cas d'hémiplégie hystérique,* obs. recueillie par E. Bitot (*Echo médical,* Toulouse, 1888).

PUTNAM. — *Am. Journal of neurology,* 1884, p. 507.

QUINQUETON. — *Hystérie chez l'homme.* Th. Paris, 1886.

RAYMOND. — *Hystérie chez l'homme.* — *Mémoires Soc. de biologie,* 1881, p. 237.

RENDU. — *Bulletins et Mémoires de la Société médicale des hôpitaux de Paris,* 12 avril 1889.

RIGAL. — *Tremblement survenu à la suite d'une violente colère, etc...* (*Gaz. des hôpitaux,* 1877).

RUSSEL-REYNOLDS. — *Hereditary taint has not been shown to exert any marked influence in the development of hysteria (A System of medizin.* edited by Russel-Reynolds, art. *Hysteria,* t. II, London, 1868, p. 306).

SANDRAS. — *Traité des maladies nerveuses.*

SÉE (Germain). — *Chorée électrique (Semaine méd.,* 6 mars 1884).

TODD. — *Clinical lectures.* London, 1861.

WALTON. — *Arch. of med.,* 1883, t. X.

WEIR MITCHELL. — *Lectures on diseases of the nervous system especially on woman.* Philadelphie, 1885.

WEISS. — *France médicale,* 1877.

WESTPHALL. — *Archiv.,* Bd XV, Heft 2 et 3.

WESTPHALL. — *Ueber eine dem Bilde der cerebrospinalen grauen Degeneration ahnliche Erkrankung des centralen Nervensystems ohne anatomischen Befund in Archiv für Psychiatrie und Nervenkrankeiten,* Bd XIV, 1883, p. 87.

Bordeaux. — Imp. G. GOUNOUILHOU, rue Guiraude, 11.

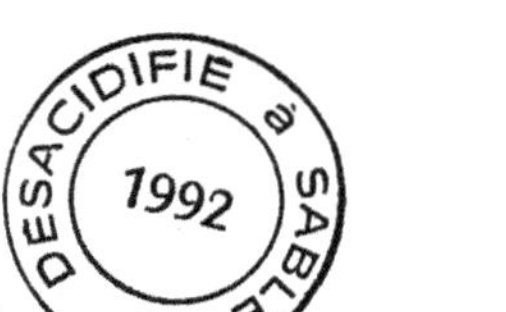

9 782329 811505